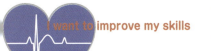

ナースのためのスキルアップノート

看護の現場ですぐに役立つ
フットケアの基本スキル

患者さんを安心させる糖尿病フットケア技術！

中澤 真弥 著

秀和システム

はじめに

　足のトラブルはフットケアの介入により予防することができるため、早期発見、早期治療を含めたケアが求められています。2008年には診療報酬の改定が行われ、糖尿病合併症管理料が新設されました。フットケアに関わる医療従事者は増加傾向にありますが、あまり周知されていないのが現状です。足病変に関わる専門的な知識や技術を最大限に発揮できるよう、様々な職種と連携し、チームとして患者さんの足を守っていくことが大切です。

　フットケアをより進展させ根付かせていくためにも看護師にかかる期待は大きく、1人ひとりの取り組みが重要になってきます。医療従事者として、どのようなケアが必要であるのか予防という観点から取り組んでいくことが大切であり、その必要性は高まるばかりです。

　近年、糖尿病の人口が増加していることに伴い、合併症による糖尿病性足病変も増えています。神経障害による感覚の低下や視力障害による発見の遅れなどから重症化してしまうケースが多く、最悪の場合、足を失ってしまうことも少なくありません。重い合併症にならないためにも、日常のケアや血糖のコントロールなどを行っていくことが重要とされています。また、患者さんは足病変を発症し、はじめて糖尿病による進行が足病変と関連していることを知る場合がほとんどです。日常的に患者さんの足を観察し、足のケアについて伝えていくことが大切です。

　本書は、糖尿病足病変を中心に様々な足トラブルに対応したフットケアの実践書です。看護師がフットケアの担い手として、積極的にアプローチしていく介入方法をわかりやすく展開しています。フットケアに関わる多くの患者さんの足病変の発症、進行予防のための一冊として活用していただけたら幸いです。

2019年1月

中澤真弥

看護の現場ですぐに役立つ
フットケアの基本スキル

contents

はじめに ……………………………………… 2
本書の特長 …………………………………… 6
本書の使い方 ………………………………… 7
この本の登場人物 …………………………… 8

chapter 1 フットケアの基礎知識

皮膚の構造 ……………………………………………………………… 10
足の解剖生理 …………………………………………………………… 12
血管の位置と名称 ……………………………………………………… 16
フットケアの基礎 ……………………………………………………… 18

chapter 2 足病変について

糖尿病性足病変 ………………………………………………………… 20
注意が必要な合併疾患 ………………………………………………… 22
トラブルの重症化 ……………………………………………………… 24
糖尿病性足病変の要因 ………………………………………………… 25
糖尿病性足病変の原因となる病態 …………………………………… 27
糖尿病性足病変のアセスメントとケア ……………………………… 32
看護師のフットケアの役割 …………………………………………… 34
チーム医療の役割 ……………………………………………………… 35

chapter 3 フットケアが必要な足病変

フットケアが必要な足 ………………………………………………… 38
足の爪について ………………………………………………………… 43
足の変形について ……………………………………………………… 46

column　受診した理由は何ですか？ …………………………………………………… 52

chapter 4　主な検査と治療

問診、視診、触診 …………………………………………………………………… 54
糖尿病性足病変の検査 ……………………………………………………………… 59

chapter 5　日常生活で行うフットケア

自分でできるセルフケア、セルフチェック ……………………………………… 64
皮膚トラブルとスキンケア ………………………………………………………… 65
皮膚トラブルの予防 ………………………………………………………………… 66
足の手入れ …………………………………………………………………………… 67
低温熱傷に注意 ……………………………………………………………………… 68
早期発見したい足のトラブル ……………………………………………………… 72
靴下の選び方 ………………………………………………………………………… 74
足に合った靴選び …………………………………………………………………… 75
転倒予防とフットケア ……………………………………………………………… 79
セルフケア行動への促し …………………………………………………………… 80
行動変容へのアプローチ …………………………………………………………… 81
自己効力感 …………………………………………………………………………… 84

chapter 6　フットケアが必要な患者さんへの介入

患者さんへの介入方法 ……………………………………………………………… 88

chapter 7 フットケアの実際

- 爪のケア　96
- フットケアの実践　97
- 足浴の援助　100
- 角質除去の方法　105
- 爪切り　108
- やすりがけ　111
- 爪白癬、足白癬のフットケア　114
- 胼胝のケア　116
- 鶏眼のケア　118
- 巻き爪のケア　120
- 巻き爪の処置　122
- column　巻き爪のケアは自分でできる？　124
- 陥入爪のケア　125
- 薬剤、保湿剤の塗り方　127

chapter 8 糖尿病の基礎知識

- 糖尿病の基礎　130
- 糖尿病になりやすい人　131
- 3大合併症　132
- 糖尿病の診断方法　133
- 血糖コントロールの指標　134
- 糖尿病治療について　136
- 糖尿病治療薬の作用　138
- 糖尿病との付き合い方　140

- 索引　141
- 引用・参考文献　143

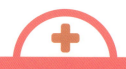

本書の特長

　本書は現場で必要なフットケアのポイントをわかりやすく解説しました。フットケアといってもその方法は多岐にわたります。病態に応じた適切なケアが行えるよう、基本的な知識から患者さんへのアプローチ、症状に応じたケア方法などが習得できる実践書となっています。

役立つポイント1　実践ですぐ役立つ

　実際の現場で遭遇する様々な場面を想定しているので、患者さんの症状や状態に応じて対応することができます。

役立つポイント2　図やイラストが多くイメージが掴みやすい

　図やイラストを多用して具体的にイメージできるようしました。

役立つポイント3　必要なケアが分かる

　必要なケアが的確に行うことができ、理解することができます。患者さんに対しても的確な説明を行うことができます。

役立つポイント4　病態に応じたケア方法や注意点などが分かる

　フットケアの効果的な方法を理解することで、適切な介助がスムーズに行うことができるようになります。また、患者さんに合った具体的なアドバイスができます。

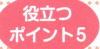 **症状に応じた必要物品がわかる**

　患者さんの状態に応じたフットケアグッズを紹介しています。必要に応じたケア方法も一目でわかるようになっています。

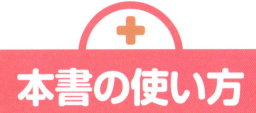

　本書は第1章から第8章までで構成されています。足の解剖から病態によるケア方法、予防などフットケアに必要な項目が網羅しています。

　それぞれの項目から必要な情報が得られるよう一目で分かるようになっています。フットケアに関わる病態やケア方法がわかりやすく解説され、学んだことが補足できるよう新しい情報を書きこんだり、資料を貼ったりして自分のノートとして活用することができます。

この本の登場人物

本書の内容をより理解していただくために
医師、ベテランナース、先輩ナースからのアドバイスや、ポイントを説明しています。
また、新人ナースや患者のみなさんも登場します。

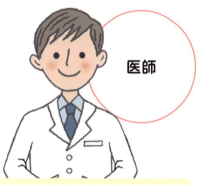

医師

病院の勤務歴8年。的確な判断と処置には定評があります。

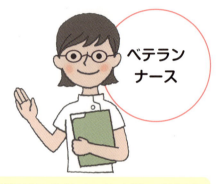

ベテランナース

看護師歴10年。やさしさの中にも厳しい指導を信念としています。

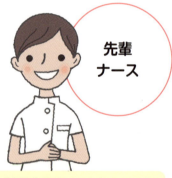

先輩ナース

看護師歴5年。身近な先輩であり、新人ナースの指導役でもあります。

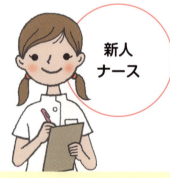

新人ナース

看護歴1年、医師や先輩たちのアドバイスを受けて早く一人前のナースになることを目指しています。

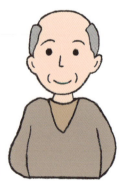
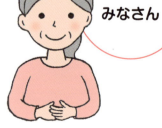

患者のみなさん

患者さんからの気持ちを語ってもらいます。

フットケアの基礎知識

フットケアの必要性や基本的な知識を学びます。

皮膚の構造

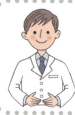

人体を覆う皮膚には、体温調節、知覚、体外保護、分泌の排泄、呼吸など様々な作用を行い、生命維持に不可欠な機能を持っています。皮膚は表皮、真皮、皮下脂肪組織、皮膚附属器で構成されています。その表面積は男性で約1.8m^2、重さは約4.8kgになります。

 皮膚のしくみ

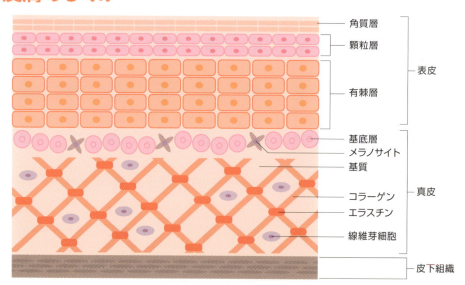

● 表皮

　表皮は表皮細胞から成っています。外側から順に角質層（かくしつそう）、顆粒層（かりゅうそう）、有棘層（ゆうきょくそう）、基底層があります。基底層の円柱細胞が常に分裂し、新しい細胞によって成長と置換を繰り返します。

● 真皮（しんぴ）

　真皮は乳頭層、乳頭下層、網状層に区別されます。構成されているのは主に膠原繊維で、これに弾力繊維、毛細繊維があります。真皮は表皮に水分、栄養を与えています。

● 皮下組織

　皮下組織は表皮と真皮を支えています。皮下組織のほとんどは皮下脂肪で、血管、神経、汗腺などを保護しています。

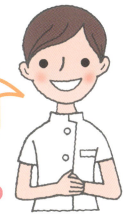

糖尿病を持つ患者さんの場合、様々な原因から皮膚トラブルを引き起こします。皮膚を健康に保つために正しいスキンケアとセルフケアが重要となります。

先輩ナース

皮膚付属器

皮膚付属器には、毛、毛包、脂腺、汗腺、爪があります。爪甲(そうこう)は1日に0.1～0.15mm伸びます。加齢と共に伸びる速度は遅くなります。

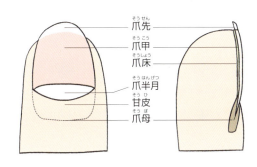

爪先(そうせん)
爪甲(そうこう)
爪床(そうしょう)
爪半月(そうはんげつ)
甘皮(そうひ)
爪母(そうぼ)

爪の役割

爪は皮膚の角質層がケラチンというタンパク質に変化したものです。その爪には様々な役割があります。

①指先を保護する
②指の力を増す
③指の触覚を増す
④バランスをとる

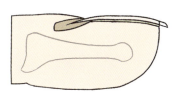

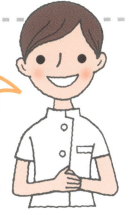

指の骨は指先まではありません。指先に力を入れて支えているのは爪になります。爪がなかったら歩行時につま先に力が入らずバランスを崩してしまう恐れがあります。

先輩ナース

足の解剖生理

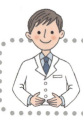

足の解剖について学んでいくことで、フットケアの方法をよりスムーズに理解しながら行うことができます。

➕ 足の構造

足の骨は大きく分けて、足根骨(足首と踵を構成)、中足骨(足の裏を構成)、趾節骨(指を構成)があります。

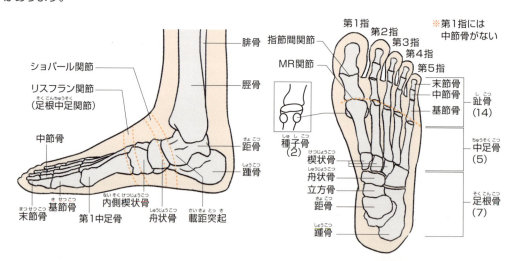

末節骨、中節骨、基節骨は合わせて足の指骨と呼ばれています。また、母指には中節骨がなく、ほかの4指に比べて指節間関節が1つ少ないとされています。

新人ナース

足関節

　足関節には、下腿と足をつないでいる関節と足指の関節があります。関節可動域が狭くなると、足底部にかかる外力が安定しないことにより胼胝*や潰瘍などを発生させてしまう恐れがあります。足の動きをアセスメントし足病変の予防に努めていくことが大切です。

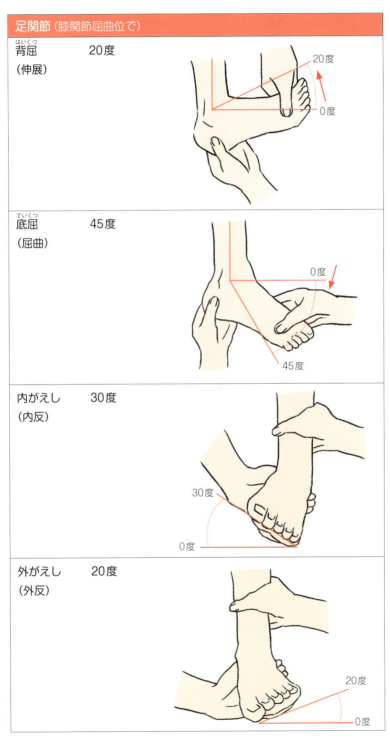

足関節（膝関節屈曲位で）		
背屈（伸展）	20度	
底屈（屈曲）	45度	
内がえし（内反）	30度	
外がえし（外反）	20度	

＊**胼胝**　いわゆる「たこ」のこと。一定の圧力が集中することで角質が増生したもの。

前足部		
外転	20度	
内転	10度	

第1中足趾節関節		
伸展背屈	60度	
屈曲	35度	

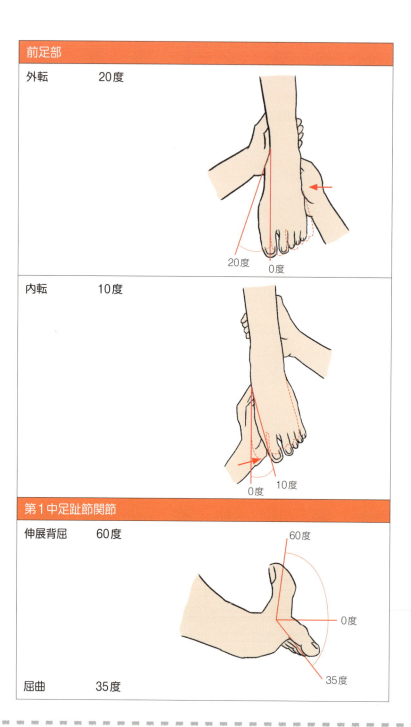

血管の位置と名称

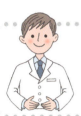

フットケアを行う場合、重要なアセスメントとして血流の評価があります。常に血行状態を観察する必要があるため、下肢の血管について熟知しておくことが大切です。

 ## 下肢の動脈

下肢の動脈で触知できるのは大腿動脈、膝窩動脈、足背動脈、後脛骨動脈です。

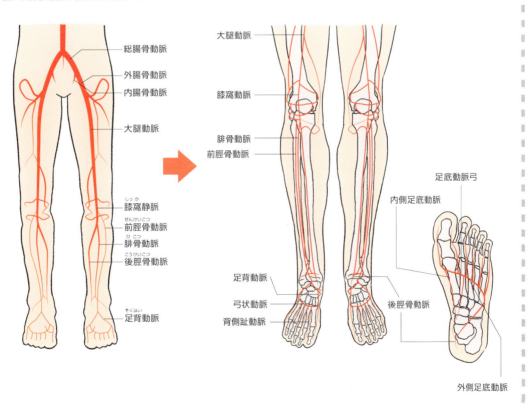

下肢の静脈

　主な静脈は大伏在静脈となります。全身の皮静脈のなかで最大で、大腿部の大腿静脈に合流します。

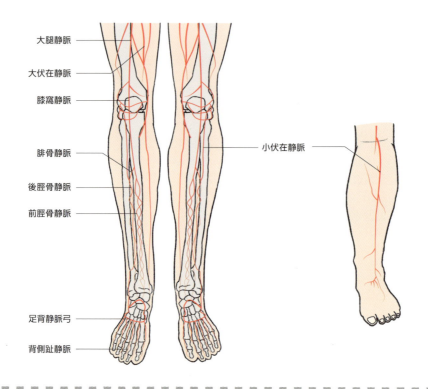

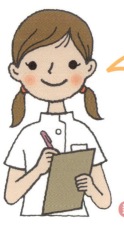

足は直立歩行を行う際に、かなりの重さがかかっています。踵には体重の約8割の負荷がかかっているといわれます。残りの負荷はつま先に分散されます。

新人ナース

足のアーチ構造

アーチが崩れると足のトラブル（外反母趾など）につながります。足への負担は骨・靱帯・筋肉だけで支えているわけではありません。踵、母趾、小趾の3点で支えています。

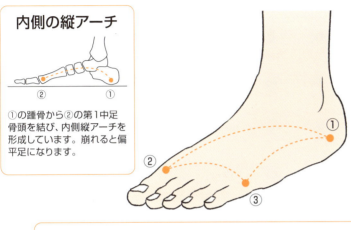

内側の縦アーチ
①の踵骨から②の第1中足骨頭を結び、内側縦アーチを形成しています。崩れると偏平足になります。

外側の縦アーチ
①の踵骨から③の第5中足骨頭を結びます。
・歩行時の体重移動をスムーズにします。
・崩れると内反小趾になります。

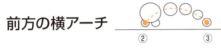

前方の横アーチ
第1中足骨頭から第5中足骨頭までの5本全ての指を横に結び、足指で地面をとらえることを可能にします。

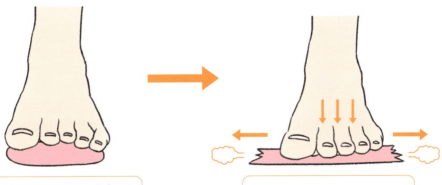

横アーチが保たれていると足底には弾力性があります。また体の重みを分散します。

横アーチが崩れることで、体の重さがそのまま足にかかります。

フットケアの基礎

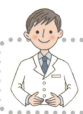

糖尿病による足のトラブルを予防するためにフットケアは欠かせません。患者さんの足を守るためにも基本的なケアの知識や技術を学んでいきます。

フットケアの必要性

　生活習慣病である糖尿病は様々な合併症を招くといわれています。糖尿病による高血糖状態が続くと、神経障害や動脈硬化、血流障害などが起こります。なかでも糖尿病性足病変は高血糖状態が長期間続くことにより、免疫機能が低下し、末梢神経が侵されていきます。そのため、小さな傷一つでも潰瘍や壊疽になってしまう場合があり、足を切断せざるを得ない結果に至ってしまうことがあります。大切な足を守るために、日頃から足の観察を行い、予防していくためのケアが重要となります。

　糖尿病性足病変の予防は、血糖コントロールやセルフケアが大切です。そのためには患者さんやその家族の協力が必要不可欠になってきます。糖尿病患者さんは神経障害によって、足の感覚が鈍くなっているため、痛みを感じないことがほとんどです。1日に1回以上は足の観察を行い、日頃から異常がないか確認し、爪の手入れや正しい靴の履き方、外傷予防を心がけていくことが重要です。

　2008年度の診療報酬の改定により、糖尿病合併症管理料が新設されました。

糖尿病合併症管理料：月1回算定　170点
【対象】　・足潰瘍、足趾・下肢切断既往
　　　　・閉塞性動脈硬化症
　　　　・糖尿病神経障害

　専任の常勤医師もしくは、医師の指示を受けた専任の常勤看護師が、フットケアを必要に応じて実施するとともに、評価の結果、指導計画、指導内容を診療録、療養指導記録に記載し作成します。

　外来に通院している患者さんで糖尿病性足病変に関する指導の必要性があると認められた場合、専任の医師（糖尿病治療もしくは糖尿病性足病変の診療に従事した経験5年以上を有する）または専任の看護師（糖尿病性足病変の看護に従事した経験5年以上有し、糖尿病性足病変にかかわる研修を修了した者）が糖尿病性足病変に関する療養上の指導を30分以上行った場合に算定できます。

足病変について

糖尿病性足病変の原因や発生機序、リスクなどについて学びます。

糖尿病性足病変

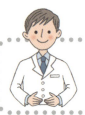

糖尿病性足病変とは、「神経障害や末梢血流障害を有する糖尿病患者の下肢に生じる感染、潰瘍、深部組織の破壊性病変」といわれています。

足病変になってしまう発生の要因

糖尿病性足病変の患者さんは増加の一途をたどっているといわれています。糖尿病による高血糖状態が続くと微小血管が傷つき「神経障害」「末梢血管障害」というような合併症を引き起こします。また、高血糖状態が続くと「抵抗力の低下」により細菌感染が生じやすくなります。

神経障害

神経障害の分類は、多発神経障害(感覚、運動神経障害)、自律神経障害、単神経障害があります。その中で足病変を引き起こしてしまう原因が、多発神経障害と自律神経障害になります。知覚の低下が起こると外刺激に対しての感覚が鈍くなり、痛み、痒み、温度などを感じにくくなります。

●神経に及ぼす主な原因
(1) 糖尿病などの代謝障害による神経障害
(2) 腰椎椎間板ヘルニアや脊柱管狭窄症によって神経が圧迫／障害された神経障害

●主な神経障害とは
代表的な神経障害は以下のとおりです。

①中枢神経障害
・脳梗塞、脳出血などにより脳や脊髄に障害が生じます。呂律が回らない、まっすぐに歩けない、頭痛、しびれなどの症状が出現します。
・脊柱管狭窄症、腰椎椎間板ヘルニアによる神経障害が生じます。

②末梢神経障害
・糖尿病の代謝障害により生じます。

糖尿病神経障害は糖尿病の3大合併症の一つです。高血糖状態が続くことにより神経が障害されてしまいます。神経障害が進行すると感覚が鈍くなるため、傷ができても気がつきにくく、悪化してしまうことがあります。

血流障害

主な血流障害は**閉塞性動脈硬化症**です。閉塞性動脈硬化症とは、手足の血管の動脈硬化によって、狭窄あるいは閉塞を生じることで血液の流れが悪くなり、末梢部に様々な障害がみられます。

●**動脈に起こる血流障害**
① 動脈硬化による閉塞性動脈硬化症
② 血管の炎症による閉塞性血栓性血管炎
③ 血栓による血流障害
④ 膠原病

●**静脈に起こる血流障害**
① 下肢静脈瘤による血流障害
② 静脈炎による血流障害
③ 静脈血栓症による血流障害

抵抗力の低下

通常は細菌やウイルスが身体の中に入ってくると、白血球が働き細菌やウイルスを処理しますが、糖尿病患者さんの場合この働きが弱まっています。

> ほかにも糖尿病性足病変を悪化させる原因には、透析、視力障害、肥満などがあります。

感染症にかかりやすくなる理由とは

| 細菌を殺してくれる白血球の働きが悪くなります | 抗体をつくるリンパ球の働きが悪くなります | 血流が悪くなり、細菌に必要な酸素や栄養が不足します | 血流障害のため、病変部に達する白血球が少なくなります |

→ 免疫システムの機能が低下 / 抵抗力が低下

→ **感染症の発症、悪化を促進**

- 血糖を栄養分に細菌がますます増殖します
- インスリンの働きを抑えるホルモンが分泌され、血糖が上がります
- 神経障害のため、痛みを感じず治療が遅れます

(東京女子医科大学糖尿病センター編：専門医が治す！ 糖尿病. 高橋書店、2001、p181より)

注意が必要な合併疾患

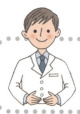

足病変といえば「糖尿病」がおもな疾患ですが、ほかにも様々な合併疾患があります。

糖尿病

糖尿病では、高血糖状態が続くことにより感染防御機能が低下します。些細な傷が難治性となって悪化してしまい、最悪の場合、切断を余儀なくされることがあります。

そのため患者さんの日常生活に影響を及ぼし、生活の質(QOL)を低下させてしまいます。高血糖状態が続くと末梢神経障害が出現してきます。症状は足先や足底のしびれや痛みなどの感覚異常があります。

また、運動神経障害から足の筋肉が萎縮し、足趾の変形が起こるといわれています。足趾の変形から靴擦れや姿勢の不安定性が増します。

● 糖尿病による環境の変化
・足趾の変化
・姿勢の不安定性
・筋肉の萎縮
・関節可動域の低下

 ＋ 神経障害

関節リウマチ

足や足趾が変形を起こしやすいため、それに伴う靴擦れや胼胝(べんち)などが生じます。感染を引き起こしたり、一定の圧がかかり続けたりすることで潰瘍を発生させてしまうことがあります。また、関節リウマチが進行することにより血管炎を生じることがあります。そのため、日々の観察が重要となります。

関節リウマチの場合、薬剤の副作用により足病変を発症させることがあります。なかでもステロイド薬の副作用は、皮膚の菲薄化、易感染性などから足病変につながってしまうことがあります。

脳血管疾患

　脳血管疾患には、脳梗塞、脳血栓、脳出血、くも膜下出血などがあります。脳血管疾患に伴う足への影響には、ダメージを受けた脳の部位によって違いはありますが、触覚や痛覚などの皮膚感覚の障害や半身麻痺、寝たきりの状態など様々なので症状に合わせたフットケアが必要です。

　リハビリが開始されると車椅子や歩行訓練により、足に荷重がかかり足病変を発症させやすくなる時期でもあります。そのためにも靴の選定がとても重要になります。

末梢動脈疾患

　動脈疾患には、急性動脈閉塞、慢性閉塞性動脈硬化症などがあります。閉塞や血行の低下があると、小さな傷でも治癒することが難しく、感染を引き起こすと重篤（じゅうとく）な結果につながる可能性があります。そのため、血流の評価は常に行っていく必要があります。

　閉塞性動脈硬化症は進行性の疾患です。症状の進行についてはフォンテイン分類（4段階）を参考に用います。

▼フォンテイン分類　Ⅰ度～Ⅳ度

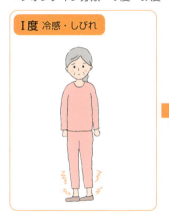

足先のしびれ、足先が冷たく感じる

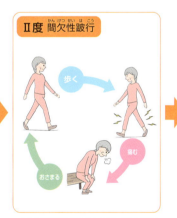

一定の距離を歩くと痛みを感じて歩けなくなる。休むと回復し再び歩行ができる。

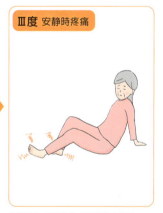

安静にしていても足が強く痛む

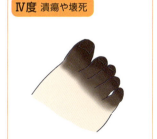

見てもすぐ分かる症状。

高齢者の場合、様々な慢性疾患を抱えていることが多いため、その影響から足病変につながることがあります。

トラブルの重症化

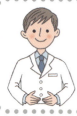
糖尿病性足病変は、糖尿病と合併症の状態だけでなく生活状況やセルフケアの状態など様々な要因が絡み合って起こります。小さなトラブルが重症化につながり、潰瘍(かいよう)・壊疽(えそ)から下肢の切断に至ることもあります。そのため、予防的なフットケアが重要となります。

足病変のリスクが高い糖尿病患者

生活状況	足の状態
リスクのある靴の着用、足の圧迫、清潔が保てない	末梢神経障害、末梢血流障害、皮膚の損傷

糖尿病性足病変

セルフケアの状況	全身状態
ケアの必要性を知らない、ケアの方法を知らない、実行しづらい	高血糖、低栄養、視力障害、認知障害

糖尿病性足病変になりやすい患者さんは、以下のとおりです。
① 足病変や足切断の既往がある人
② 透析療法導入中
③ 血糖コントロールが不十分
④ 糖尿病神経障害が高度と診断されている人
⑤ 末梢循環障害(閉塞性動脈硬化症)があり、ヘビースモーカーの人
⑥ 足趾や爪の変形があり、胼胝(べんち)がある
⑦ 視力障害があり足の観察や爪切りが十分にできない人
⑧ 足病変の知識が不足している人
⑨ 長時間の立位・歩行、極端に暑い、寒いなど厳しい環境での作業をしている人
⑩ 独居の高齢者
⑪ 足の清潔を保てない人

糖尿病性足病変の要因

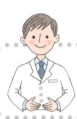

足病変は糖尿病の長期化に伴って起こります。足の潰瘍から足の切断になってしまうケースは多いため、予防が大切だといわれています。

糖尿病性足病変の発生要因とは

足の状態
- 神経障害
- 末梢血流障害
- ・皮膚の損傷
- ・皮膚の防衛機能の低下

生活状況
- ・リスクのある仕事・趣味・靴
- ・足の圧迫を増す生活
- ・足の血流障害を起こしやすい生活
- ・足の清潔が保てない生活
- ・熱傷や外傷などの危険がある生活

全身状態
- ・皮膚損傷の原因となる姿勢・歩き方の変化による足への荷重負担 など
- ・身体状況
  高血糖、低栄養、末梢循環障害など

糖尿病足病変

- ・セルフケアに影響する身体状況
  運動機能障害、視力障害、認知障害など

セルフケア
- ・セルフケアの必要性を理解していない
- ・ケアの方法を知らない
- ・実行しづらい状況

糖尿病性足病変の発生機序

　糖尿病性足病変は様々な要因が重なって起こります。糖尿病では、高血糖が長期間続くことで神経障害や、血流障害というような合併症が生じます。また、身体の抵抗力を低下させ、細菌感染が起こりやすくなります。このような状態で、下肢に外傷や靴擦れなどの傷から潰瘍や壊疽などを形成してしまうことがあります。

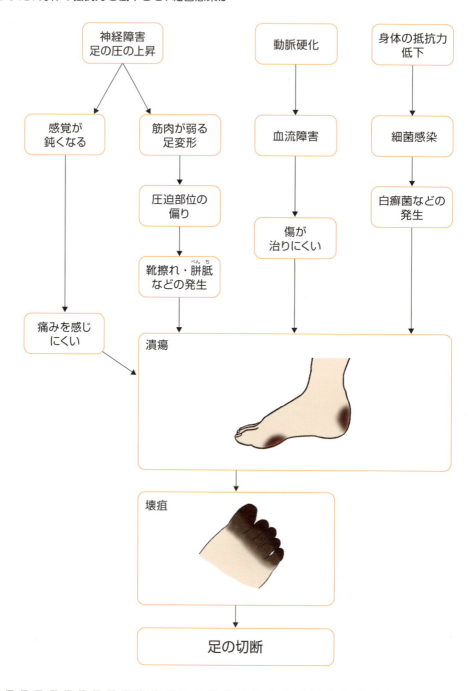

糖尿病性足病変の原因となる病態

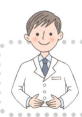

糖尿病性足病変は糖尿病合併症の中でも患者さんのQOL（生活の質）を低下させ、生命予後を短期化させてしまうといわれています。

✚ 神経障害

神経障害が進行することで、痛みや温度に鈍くなり、傷をつくっても気が付かない場合があります。高血糖状態が持続することで神経が変性し、微小血管の血流障害が重なることで神経障害を発症するといわれています。

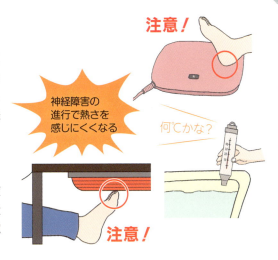

・温度

熱傷を起こす温度でも、熱さを感じにくく重症化してしまう場合があります。暖房器具は足に近づけないように注意し、お風呂の温度は必ず確認を行ってから入るようにします。

▼糖尿病性多発神経障害の簡易診断基準

必須項目
以下の2項目を満たす。 1. 糖尿病が存在する。 2. 糖尿病性神経障害以外の末梢神経障害を否定しうる。 　糖尿病以外の原因の除外とは、脊椎症やアルコール神経炎などの、神経障害の原因となるほかの疾患を除外することをさす。病歴、症候から糖尿病性神経障害が考えられる場合、3つの条件項目を検討する。

条件項目
以下の3項目のうち2項目以上を満たす場合を"神経障害あり"とする。 1. 糖尿病性神経障害に基づくと思われる自覚症状 2. 両側アキレス腱反射の低下あるいは消失 3. 両側内果振動覚低下

（糖尿病性神経障害を考える会：糖尿病性多発神経障害の診断基準と病期分類. 末梢神経23：109-111, 2012）

・痛み

　知覚障害による慢性的な刺激を受け続けることで、胼胝や鶏眼＊を形成しやすくなります。胼胝がはがれてしまった場合、健常人だとすぐに痛みを感じます。ですが、神経障害が進んだ患者さんは痛みに対して鈍感になっているため、出血や感染を起こしていても気が付かないことが多いです。

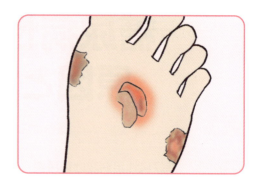

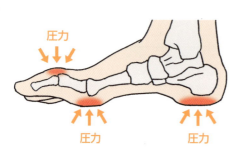

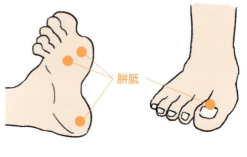

▼神経障害の分類

知覚神経	運動神経	自律神経
・痛み、熱さ 注意 ・湯たんぽやカイロなどによる低温熱傷 ・靴ずれが生じやすく悪化しやすい	・手足を動かす 注意 ・運動低下することで筋肉が萎縮し、関節の拘縮→足の変形	・胃腸の蠕動運動、血圧、発汗など 注意 ・皮膚乾燥からのひび割れ ・皮膚表面の血流量の低下

運動神経障害が起こると、ハンマートゥ＊や足の変形が生じやすくなります。とくに中足骨頭部のあたりでは圧による負荷がかかるため、胼胝ができやすいといわれています。

先輩ナース

＊鶏眼　　　　角質が内部に増生したもの。
＊ハンマートゥ　足趾の屈曲変形（PIP関節が屈曲）。

血流障害

　糖尿病があると下肢の血流障害が起こりやすく、進行が早いといわれています。下肢の血流低下は、たとえ小さな傷でも治癒することは難しく悪化しやすいです。無症状のものから、しびれ、末梢冷感、下肢の痛みなど様々な症状が出現します。なかでも休むと楽になる間欠性跛行になりやすく、進行すると安静時にも痛みが出現し、やがて潰瘍や壊疽といった重たい状態になることがあります。

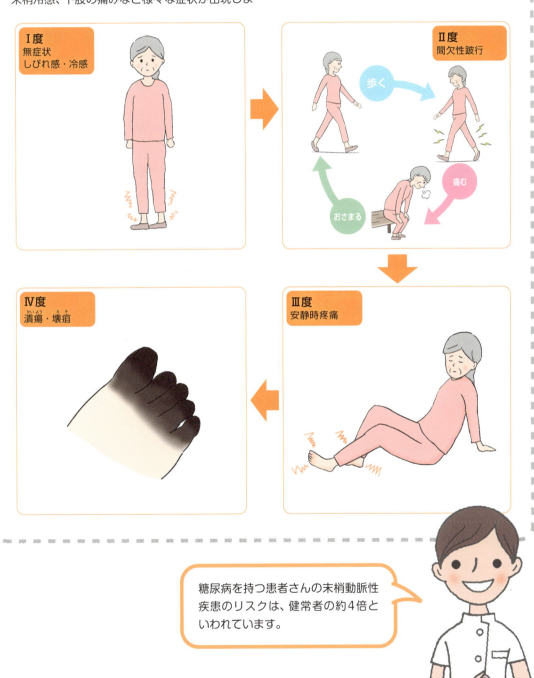

糖尿病を持つ患者さんの末梢動脈性疾患のリスクは、健常者の約4倍といわれています。

先輩ナース

免疫力低下

　高血糖状態が続くと、白血球の機能が低下します。なかでも、細菌の貪食や殺菌に働く好中球が低下してしまいます。そのため、何らかの感染源が身体に入ってきても好中球がうまく働かなくなり、抵抗力が低下することで感染しやすい状態になります。たとえ小さな傷だとしても、化膿しやすく、適切な処置を速やかに行わなければ深い潰瘍や壊疽になり、最悪の場合、下肢の切断をせざるを得なくなります。そのためにも毎日、足のチェックを細かく行い、足病変予防に努めていくことが大切です。

● **蜂窩織炎**（ほうかしきえん）

　黄色ブドウ球菌やレンサ球菌などにより、真皮から皮下組織で起こる急性炎症です。おもな症状は、悪寒戦慄や発熱、発赤、腫脹、熱感、疼痛を伴います。発生部位は顔面や四肢に出現しますが、とくに下肢に多いとされています。蜂窩織炎を放置してしまうと、筋肉まで及ぶことがあり「壊死性筋膜炎」を発症する危険があります。また、潰瘍が小さくても深部まで達し、骨髄炎を合併している場合があります。

● **足の保護**

　糖尿病性足病変が進行していくと、筋力低下や筋萎縮、位置感覚の障害、下肢の変形など様々な症状が出現し、日常生活に支障が出てきます。それに伴う転倒転落の恐れが出てきます。また、虫刺されやひっかき傷から蜂窩織炎を発症させることがあるため注意が必要です。

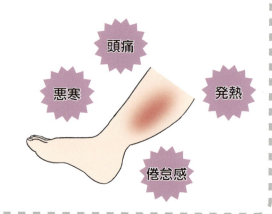

フットケアに関心が少なく「足を見せたくない」と、拒否的な反応を示す患者さんもいて、なかなかフットケアにつなげることが難しい場合があります。
無理強いはせずに、まずは患者さんの話を傾聴することが大切です。
フットケアの必要性や知識の提供をするだけでなく、信頼関係を築いたうえで患者・看護師で共に取り組むことが重要です。

先輩ナース

フットケア外来

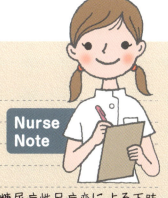

Nurse Note

平成20年に糖尿病重症化予防加算が実施されてから、糖尿病患者さんを対象にした「フットケア外来」が設置されるようになってきました。フットケア外来では、足のチェック、フットケア、自覚症状、患者指導などを行います。それにより、糖尿病性足病変による下肢切断に至らないよう予防することが重要な役割となっています。足病変は様々な要因から発生し、たくさんの問題を抱えていることがあるため、多種多様な職種や診療科との連携を取っていくことが大切です。フットケアについては患者さんの教育だけでなく、医療従事者においても教育が必要とされています。足病変は初期症状を見逃さず、早期の発見、早期の治療がカギとなります。

重症化から下肢切断

足のトラブルが重症化すると通院治療だけでなく入院治療が必要となります。さらに下肢切断となれば入院の長期化となり日常生活に影響が及びます。

●下肢切断による負担

・今後への不安
・高額な医療費から金銭面の問題
・切断後の寝たきりへのリスク
・5年生存率の低下
など

生命予後やQOL低下につながる下肢切断を防ぐためにも、まずは足病変の予防・フットケアが必要です。

●下肢切断後の患者さんの看護

糖尿病の患者さんは、易感染状態になりやすいため感染症予防のために、毎日の消毒や保清に努めていく必要があります。

●幻肢痛

下肢切断した人の約8割に起こるといわれています。幻肢痛とは下肢を切断したあと、下肢が残っているように感じて痛みやしびれなどを訴える疼痛をいいます。幻肢痛を軽減するために気分転換や鎮痛薬の服用で痛みをコントロールしていきます。

●壊死

下肢切断後に血流障害によって壊死が起こる可能性があります。そのため、手術後から切断部位の観察を行い予防に努めていくことが大切です。

●精神的フォロー

下肢の喪失感、自己効力感や自尊心の低下、社会復帰への不安など、様々な不安からうつ病を発症する患者さんは少なくありません。患者さんに寄り添い、傾聴することを心がけ、心のケアに努めます。

糖尿病性足病変の
アセスメントとケア

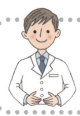

フットケアは、まず患者さんの足病変のリスクをアセスメントすることから始まります。足のトラブルを防ぎ、トラブルが起こってしまったときには、早期に対応できるように関わっていきます。

疾患の経過と全身状態

糖尿病歴や全身状態などの内容を把握します。

(1) 糖尿病の状態
　糖尿病罹患歴、合併症など血糖コントロール、治療の状態など

(2) 全身状態
　手足の巧緻性、視力、理解力、保清

(3) 現病歴・既往歴
　糖尿病患者さんの足病変は様々な要因が重なることで発症します。一度、足病変を起こした場合の再発率は高いと言われています。

(4) 糖尿病合併症
　末梢神経障害、腎障害、網膜症、血流障害、冠動脈疾患などの有無を把握します。

(5) 生活背景
　長時間の立ち仕事や長靴で行う仕事、重いものも持ち運ぶ仕事など、足病変のリスクとなる業務を行っているか仕事内容を把握しておく必要があります。また、日常的に行っている運動内容や履物、足に負担のかかる姿勢など様々な視点からアセスメントを行っていきます。

足の状態

看護者が患者さんの足を評価すると共に、患者さん自身が足の状態を理解していくことが大切です。

(1) 皮膚や爪の状態：熱傷、外傷、胼胝、鶏眼、乾燥、水疱、靴擦れ、感染症など
(2) 変形：外反母趾、扁平足、シャルコー関節、ハンマートゥ、クロウトゥ*
(3) そのほか：掻痒感、浮腫、筋肉の萎縮など
(4) 神経障害
　①自覚症状：しびれ、疼痛、感覚異常、かゆみ
　②視診：皮膚乾燥、亀裂
　③検査：アキレス腱反射、痛覚、振動覚など
(5) 血流障害
　①自覚症状：冷感、間歇性跛行、疼痛など
　②視診：皮膚の色調変化、皮膚・皮下組織の萎縮、体毛の欠如など
　③検査：冷感、動脈拍動触知など
　④患者さんの生活状況
　　仕事内容：立ち仕事、重労働作業、家族構成など
　　自己管理：症状に対する理解やセルフケアなど
　　習慣：履物、喫煙、防寒など

出現している症状と潜在している要因をアセスメントします。患者さんの情報を収集するには、聞きたいことを質問するばかりでなく、歩行状態やケアの中での会話などから引き出します。

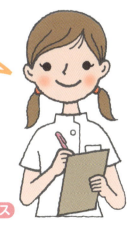

アセスメント方法には、問診、視診、打診、聴診などがあります。足の状態やリスクだけを評価するのではなく、患者さんの生活状況や足への考え方など、様々な背景から理解していくことが必要です。

新人ナース

***クロウトゥ**　足趾の屈曲変形（PIP、DIP関節の屈曲）。

看護師のフットケアの役割

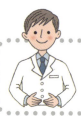

糖尿病性足病変は様々な角度からアセスメントを行い、症状に応じた治療を早期に行っていくことが重要です。

フットケアの役割

フットケアは爪切りや保清だけではありません。フットケアには以下のような効果が期待されています。

・アセスメントによる足病変のリスクの理解と予防
・足病変にならないための早期発見
・リラクゼーション
・血流障害の改善
・末梢循環の促進
・浮腫の軽減
・足の保護、保湿、保温
・転倒転落予防
・ADLの拡大
・人間関係の信頼、構築

医療におけるフットケア

医療における重要なフットケアは大きく3つに分かれていると考えます。

特に重要なことは予防的にかかわることです。血流障害や神経障害、抵抗力の低下など、様々な合併症や症状から足のリスクを早期に発見していくことが大切です。

①足に傷をつくらないように予防する
②足病変の早期発見と早期対応
③チーム医療での関わりを行う

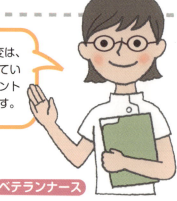

いったん発症するとなかなか治りにくい足病変は、予防的フットケアを行うことが重要といわれています。患者さんの足の状態をしっかりアセスメントし、チーム医療で患者さんの足を守っていきます。

ベテランナース

チーム医療の役割

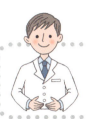

患者さんに質の高いフットケアを提供するために専門的な職種が関わる必要があります。

チーム医療で行うフットケア

　国内では、生活習慣の変化などにより糖尿病患者さんが増加し、それに伴う合併症の心配があります。なかでも、糖尿病性足病変は予防やケアが重要とされ、適切な処置を行うことで、下肢の切断を防いでいます。また、2008年度に新設された糖尿病合併症管理料の算定から、数多くの施設でフットケアが行われるようになりました。その治療には長い時間と労力が必要とされると共に、患者さんへの指導や足への興味を意識付けていく必要があります。チーム医療としてフットケアに対して集中的な関わりを行います。

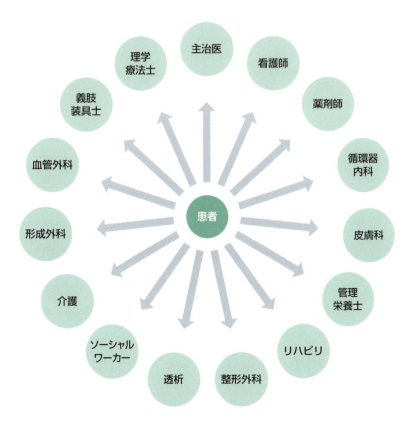

MEMO

chapter 3

フットケアが必要な足病変

足病変には様々な種類があります。
足の変形や爪などの疾患についても学びます。

フットケアが必要な足

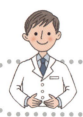

糖尿病患者さんによく見られるおもな足病変について見ていきます。

胼胝（べんち）

足や足趾の変形、靴による圧迫・摩擦などの刺激が原因で角質が増殖し、皮膚が固くなってしまった状態です。

糖尿病患者は胼胝の下に潰瘍が形成されていることもあるため、注意して観察することが必要です。

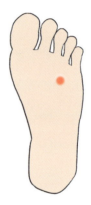
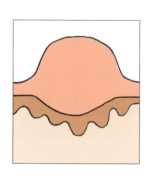

鶏眼（けいがん）

鶏眼は外的刺激が繰り返された結果、皮膚の角質と呼ばれる部分が分厚くなり増殖した状態です。芯があるのが特徴で、体重をかけると皮膚の奥にある神経を圧迫し痛みを生じます。

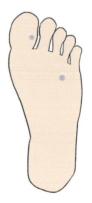
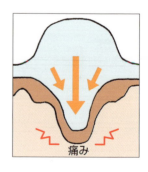

角化、亀裂、乾燥

糖尿病患者さんは高血糖による脱水などが原因で皮膚の乾燥が生じやすくなっています。乾燥から角化・亀裂などのトラブルにつながります。末梢神経障害によって自覚症状に乏しいことも多いため、スキンケアの指導が必要となります。

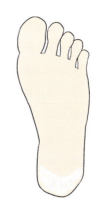

疣贅
ゆう　ぜい

ウイルス性のイボで、足底部にできることが多いのが特徴です。多くの場合、痛みを伴いません。胼胝と間違えて削ってしまうと状態の悪化につながるため注意が必要です。

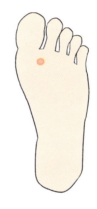
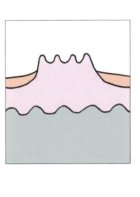

水疱

水疱とは、表皮の内部または表皮と真皮の境目に隙間ができて、組織液や血漿などの液体が貯留した状態を指します。原因はウイルス感染のものとそれ以外に分けられます。足に水疱をつくる原因では、糖尿病、靴擦れ、熱傷などがあります。

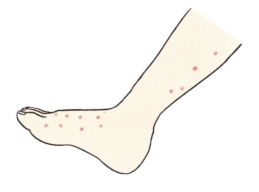

白癬菌
はく せん きん

　白癬菌は足だけでなく爪にも感染を起こします。角質や湿度の高いジメジメした部分を好みます。とくに趾の間は細菌感染症を引き起こしやすく、蜂窩織炎や壊疽の原因になります。
ほう か しき えん　え そ

①趾間型
　趾の間にでき、皮膚が白くふやけます。白癬菌は湿った場所で増殖するため、通気性をよくすることが大切です。

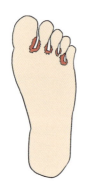

②小水包型
　足裏の端に小さな水疱ができ、非常に痒みがあるタイプです。放っておくと次々と増殖していきます。

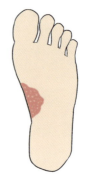

③角化型
　角質が硬くなりますが、軽石は使用しないよう指導を行います。加齢や乾燥のせいだと見過ごしやすいので、注意が必要です。

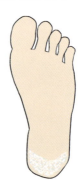

●白癬菌の原因
　白癬菌は人の髪の毛、爪、角質などのタンパク質を栄養源にしています。湿度が60％以上、温度20度以上の高温多湿の環境を好みます。白癬菌が一度皮膚に感染を起こすと治癒しにくいですが、感染力はそれほど強くないためしっかり洗い流すことで感染を防ぐことができます。

●予防
　白癬菌の予防には、清潔を保つことと乾燥が重要です。また、長時間靴を履き続けるような蒸れやすい状態をつくることで、白癬菌の温床となります。靴を脱いだあとは風通しのよい場所で乾燥し、毎日同じ靴を履かないよう心がけます。

●白癬菌の治療
　白癬菌の主な治療は外用抗真菌薬の薬物治療になります。その外用薬にはクリーム、軟膏、液体、パウダースプレーなど様々なタイプがあります。白癬菌の治療薬は清潔な状態かつ薬物が浸透しやすい皮膚状態が効果的なので、入浴後に患部の水分をしっかり拭き取ったあと塗布していきます。その際、患部より広めに塗布していくことが大切です。

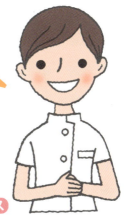

白癬菌の治療は毎日継続することが大切です。自己判断はせず、医師のもとで症状に合わせながら治療を根気強く行います。

うっ滞性皮膚炎

うっ滞性皮膚炎は下肢静脈瘤の長期間放置や、深部静脈血栓症などが原因となることが多いです。就寝時に下肢を挙上するように生活指導を行ったり、弾性ストッキングや弾性包帯による圧迫治療を行います。場合によっては外科的な治療の対象になるため専門医への受診で診断を仰ぎます。

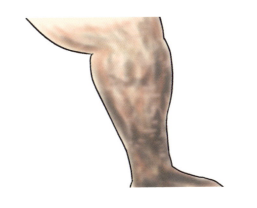

浮腫

浮腫の原因には心原性、腎性、リンパ性、静脈うっ滞性、内分泌性、薬剤性などがあげられます。栄養不良や水分、電解質異常でも浮腫は起こるため、鑑別診断とともに生活の状態を把握することが必要です。

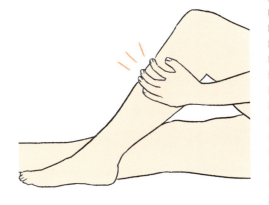

糖尿病性水疱

　はっきりとした原因や、きっかけが無く突然水疱が形成されます。水疱が破れたあとに創部の管理がきちんとできないことで、二次感染の危険性があります。二次感染は、壊疽につながるため注意が必要です。

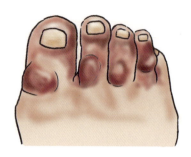

靴ずれ

　糖尿病患者さんのなかで、末梢神経障害がある患者さんは、疼痛を感じにくいため発見が遅れてしまいます。靴ずれが下肢切断の初発原因となるため、適切な靴選びの指導は重要です。

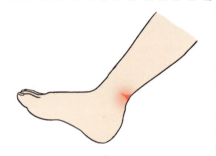

シャルコー足

　神経障害が進むことで関節の防御機構がなくなり骨が破壊されて変形します。初期の症状は足の感覚鈍麻、突然のしびれ、発赤、腫脹などです。

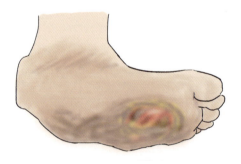

壊疽(えそ)

　主な原因は下肢の血流障害によって生じます。特に糖尿病を持つ患者さんは血流障害を起こしやすく、靴擦れなどによる小さな傷から感染症を引き起こし壊疽が生じることがあります。

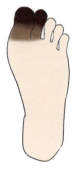

足の爪について

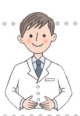
爪は主にタンパク質の一種であるケラチンから構成されています。手の爪に比べて伸びが遅く、すべて生え替わるのに約6〜12か月かかるといわれています。

✚ 巻き爪・陥入爪

巻き爪は爪が巻いている状態を言います。
　陥入爪は爪が足趾に食い込み、炎症をおこしている状態です。症状が進むと出血や膿・浸出液などが出るようになります。糖尿病患者さんは末梢神経障害によって痛みを感じにくく症状の悪化に気が付きにくいため、これらの症状は下肢切断への初発原因となってしまいます。

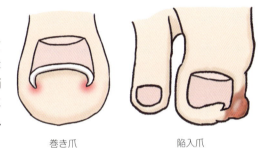

巻き爪　　　　陥入爪

✚ 厚硬爪（こうこうそう）

　高齢者の爪病変のなかで多くみられます。深爪、外傷によるもの、老化などが原因となり生じます。爪白癬に似ているため鑑別が必要です。靴での圧迫や隣の足趾を圧迫するなど傷つける危険性があるときには、損傷を起こさない程度に削ることが望ましいです。

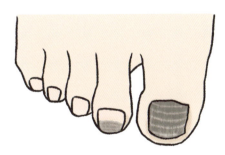

爪甲層状分裂症（二枚爪）

爪の表面が先端の方で剥がれる状態です。原因として乾燥と爪先に加わる外力によって起こるものと考えられます。また、鉄欠乏性貧血で生じることがあります。先端が浮いていることが多いので、引っかからないよう注意が必要です。

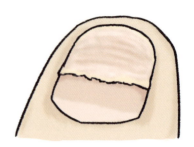

爪白癬
（つめはくせん）

白癬菌が爪の中に侵入し発症します。カビの一種で皮膚糸状菌の感染によるものです。見た目だけでは診断ができないので、爪の一部を削り取って顕微鏡で検査を行い、白癬菌の有無を調べます。白癬菌が侵入した爪は肥厚や、もろくなっているのでケアをする際は注意が必要です。治療には内服や外用薬があります。

原因
爪白癬は足白癬を長期間患っているうちに発生することが多いです。足白癬を発見したら速やかに治療を行うことが大切です。

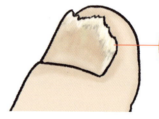
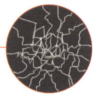

症状
爪の表面が変色を起こし、でこぼこした形や縦じわが出現してきます。その後、爪が白く濁り厚みが増します。ただし、爪がもろくなるためボロボロと砕けてしまったり、変形を起こし巻き爪になったりします。治療には長期間かかることがほとんどなので、「完治」するまで根気強く続けることが大切です。

爪の異常チェックリスト

爪は身体のバロメーターといわれています。日頃から爪の状態を観察しておくことが大切です。

①爪が厚くなってきた
②小指の爪が潰れて小さくなった
③爪の一部が白もしくは緑色に変色している
④爪が肉の中に食い込んでいる
⑤爪に縦の線が目立つようになった
⑥爪が欠けたりはがれたりしている

①靴の形が合わず接触によって起こる肥厚爪(ひこうそう)もしくは爪白癬(つめはくせん)が考えられます。
②小指が靴や地面に接触することで起こります。多くの場合、内反小趾を起こしていることがあります。
③爪に細菌が繁殖することで起こります。
④巻き爪、陥入爪を起こしています。
⑤乾燥によるものが多く、加齢にも関係しています。
⑥靴や外からの圧力や外力、もしくは乾燥によって起こります。

糖尿病のある患者さんは、合併症による視力障害から足先が見えにくく手さぐり状態で爪切りを行うことがあります。神経障害がある場合、足趾を傷つけても痛みを感じにくいため、気がつかないことがあります。

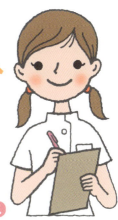

爪のすぐ下には毛細血管が集中しているため色が透けて見えるので、薄いピンク色を呈しています。身体の異常、外的刺激、化学刺激などの影響を受けると爪の色や形に変化が生じることがあります。

新人ナース

足の変形について

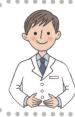

足が変形する要因には、糖尿病、麻痺、神経障害、加齢、関節リウマチなどがあります。なかでも最も多いのが糖尿病によるものです。糖尿病性足病変では、様々な要因から足部の変形が起こってきます。変形部分に集中してしまうことで、胼胝や潰瘍などの形成につながります。

✚ 開張足(かいちょうそく)

　足のアーチが崩れてしまい、足指が広がっている状態です。要因としては運動不足による筋力低下や体重増加に伴う負荷、歩き方など様々です。特にハイヒールを履く女性は靴との関係があります。ハイヒールは不安定な姿勢になりがちなので、足のアーチに余計な負担がかかり崩れてしまう場合があります。踵の安定しないサンダルも同様で足の横アーチを崩す原因になります。

●予防

　足のアーチが緩んで伸びてしまわないよう、筋肉や腱を鍛える運動が大切です。また、ハイヒールやサンダルなど、かかとの不安定な靴は避け、自分の足のサイズにあった靴選びを行います。

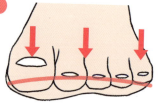

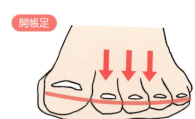

外反母趾

　母指が外側に変形したもので、ハイヒールを履き続けることでも多く見られましたが、実際には母指の機能が障害されることで様々な症状が出現するため、男性にも見られます。外反母趾は少しずつ進行していきますが、曲がる角度によっては足全体の変形につながることがあります。ちなみに、外反母趾と呼ばれる角度は15度以上といわれています。

　症状が進行すると、曲がった部分が靴に当たり、炎症を起こしたり、胼胝ができたりします。外反母趾には運動療法が有効だと言われています。また、保存療法としては、足の横アーチをサポートするインソール使用や外反母趾専用の治療具を使用することがあります。症状が改善されない場合には、最終的な手段として手術療法が選択されることがあります。

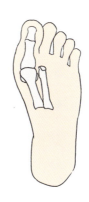

●ハイヒールによるトラブル

　ハイヒールはつま先が細く、指先の両端を圧迫し続けることで発生します。

Ⓐ先の細いハイヒールによって指を圧迫し続けるため、外反母趾、内反小趾になる場合があります。

Ⓑつま先側に滑るため、足指の付け根に力が入ります。開帳足やハンマートゥになる場合があります。

Ⓒ足先で重心のバランスをとることで、足先に負担がかかります。

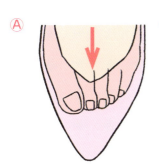
Ⓐ

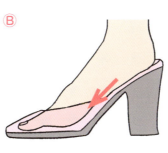
Ⓑ

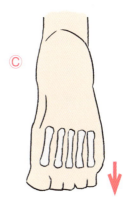
Ⓒ

内反小趾
ない はん しょう し

　第5中足骨頭が外側に突出した状態で、足の小趾が外側に曲がってしまいます。曲がった部分に靴が当たることで炎症や胼胝、鶏眼を形成し、痛みを伴います。原因としては、靴が合っていない、ヒールを履く、O脚などがあります。

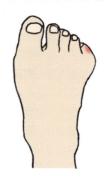

内反小趾と外反母趾をチェック
ない はん しょう し　　がい はん ぼ し

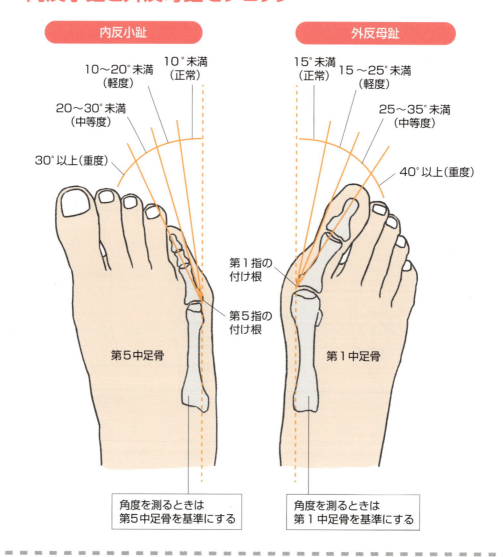

ハンマートゥ

　外反母趾や開張足の人に多いといわれています。運動神経障害によって生じた足趾の変形です。第2〜5趾の関節（PIP＊）で屈曲している変形を**ハンマートゥ**といいます。立ち方や歩き方、足に合っていない靴を履き続けた結果、筋肉や関節が固まった状態になります。屈曲した足指は靴に当たり続けるため胼胝ができやすく痛みを生じます。また、合わない靴を履いていることで症状を進行させてしまうことがあります。特にハイヒールは靴の中で指先が前にすべってしまい、余計な力を入れてしまうことで足先の関節は曲がったまま歩く状態になってしまいます。

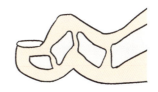

●予防

　運動療法として足指のストレッチを行います。曲がってしまった足指一本一本をゆっくり伸ばしていきます。靴選びには、つま先の細い靴、大きすぎる靴、ハイヒールなどは避けます。また、インソールを使用し靴の中でずれることを予防します。

●足指のストレッチ

　足指のストレッチで筋肉の緊張をほぐし、外反母趾や変形などの予防を行います。

❶爪先部分をつまみながら刺激を行います。

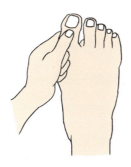

❷足の裏側から指を一本ずつ指先に向かって揉みます。

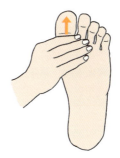

❸親指と人差し指をつまみながら広げます。

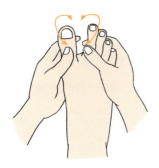

❹足指の間に手の指を入れ、ゆっくりと足首を回します。

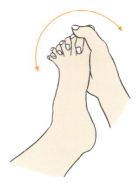

＊ PIP　proximal interphalangealの略。

扁平足
　足の縦のアーチが崩れることで起こります。加齢や外力が負担となり、足の縦アーチを維持している後脛骨筋腱が変性を起こします。その後、断裂してしまうことで扁平足になります。

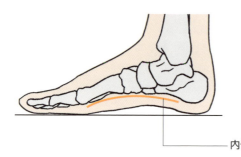
正常なアーチの状態

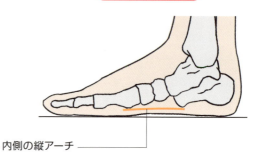
アーチが崩れた状態

内側の縦アーチ

尖足
　足関節が足底方向へ伸び切った状態をいいます。多くは脳梗塞で倒れたときや、長期間臥床によって足の重みや掛け布団などの重みで起こることがあります。長期安静が必要なときは、関節拘縮や褥瘡の発生を予防するために正しい体位を保ちます。
　また、尖足予防として足板を用いて足首を直角に保ちます。

フットボード

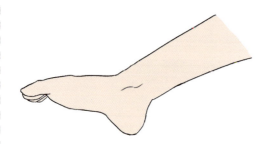
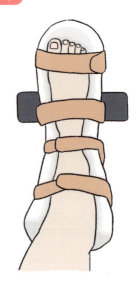

変形性足関節症

　外傷や関節炎などにより発症することがあります。軟骨部分がすり減っているため歩行時に痛みがあります。変形が進行していくと足関節が内反したり外反したりすることがあります。とくに中年以降の女性に多く見られます。

　変形の程度が軽い場合には、靴の中敷きを使用したり、鎮痛剤を使用したりするなど、保存的治療法が行われます。また、比較的進行した変形では、手術療法が行われます。

凹足
（おう　そく）

　甲が高く土踏まずが窪んでいる状態です。踵や足の先端などに体重がかかりやすくなるため、痛みが出たり胼胝や鶏眼が生じたりします。原因としては神経障害により足裏と甲のバランスが崩れたこと、ハイヒールを履き続けたことが考えられています。

強剛母指

　母趾関節の可動範囲が狭くなり痛みが生じます。母指が曲げられないので、歩行することが難しく他の部位に負荷がかかりやすくなります。治療法としては、インソールを敷いたり、テーピングをしたり母指の動きを抑えます。また手術を考慮する場合もあります。

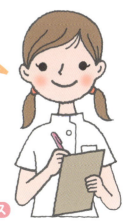

糖尿病のある患者さんの約0.1〜0.5%に関節病変が起こるといわれています。

新人ナース

受診した理由は何ですか？

　糖尿病などの慢性疾患には診察・受診開始時の問診が重要です。自覚症状だけでなく生活習慣や家族歴など必要な情報を聴取して、病態の把握に努めます。

　しかし、情報収取といってもなかなかスムーズにいきません。まず受診したきっかけ・動機に着目することが大切です。「健康診断で指摘された」「自覚症状を訴えて受診した」「過去に治療をしていたが中断し再度受診した」など、患者さんによって受診の理由は様々です。継続して加療が必要となる慢性疾患において、受診を継続させることができるかは個別性をもって、ニーズに応えながら関わる必要があります。

　また、糖尿病と診断されても「受診しない」「治療中断」の選択を行う患者さんもいます。そのため、どのような心理や社会的状況が関与してこのような行動になるかを理解することは、治療を継続させるための介入方法につながると考えます。

● 糖尿病と診断されても受診しない理由
　・自覚症状が無いので治療の必要性を感じない
　・受診する時間がない
　・次回の健康診断では改善していると思う
　・病気になったと決まるのは嫌
　・病院や医者が嫌い
　・薬は飲みたくない
　など。

● 糖尿病治療中断の理由
　・仕事や学業が忙しい
　・家庭の事情で忙しい
　・体調がいいので受診しなくてもいい
　・病院へ行くのが億劫
　・治療の必要性を感じない
　・医療費が経済的に負担
　など。

主な検査と治療

糖尿病性足病変を予防するための診察や検査、治療などがあります。
それぞれの重要性を理解し、フットケアにつなげます。

問診、視診、触診

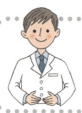

患者さんの足病変のリスクを理解したうえで、診察に向けアセスメントを行います。患者さんの中には、「足の傷や潰瘍に気が付かない」もしくは「見せることを拒否する」場合があります。

足病変の危険リスク

問診の前にリスクのある患者さんを理解しておく必要があります

- ・糖尿病の罹患歴が長期
- ・男性
- ・高齢者
- ・血糖コントロールが不良
- ・神経障害
- ・血流障害
- ・視力低下（網膜症による）
- ・慢性腎不全、浮腫
- ・足の変形、胼胝など
- ・足病変もしくは切断の既往歴がある
- ・足のケアができない（知識不足）

問診について

糖尿病性足病変では、重篤な感染症にかかったとしても症状に気が付かないことがあります。また、患者さん自身の認識が低いため、異常の徴候を見逃さないことが大切になります。

【問診】

- ・糖尿病の治療状況、血糖コントロール、合併症の状況など
- ・足の症状（痛み、腫脹、しびれ、掻痒感、間欠性跛行、皮膚の変色、爪の変化や変色）
- ・運動機能障害、視力障害、認知障害など　・足病変の既往　・喫煙率　・職業（業務内容）
- ・趣味　・自己のセルフケア状況、清潔の習慣　など

問診票の記録の仕方

フットケア問診票		
実施日：○年○月○○日 主治医：○○○○ 看護師：○○○○		
※必ず左右差を見る	右	左
動脈触知 (後脛骨動脈・足背動脈)	有 ・ 無 (　　　　　　)	有 ・ 無 (　　　　　　)
末梢冷感 (足先)	有 ・ 無 (　　　　　　)	有 ・ 無 (　　　　　　)
観察項目 皮膚の色、炎症、乾燥、動脈触知、創傷、浮腫、変形、拘縮、掻痒感、胼胝、鶏眼、爪の状態(変形)、 靴の状態、足の変形(外反母趾、ハンマートゥー、偏平足、凹足、その他)		
白癬、胼胝、鶏眼、亀裂、汚れ、におい、水疱、熱感、下肢疼痛		
知覚(　　　　　) しびれ(　　　　　) モノフィラメント検査 (　　　　　)	糖尿病歴(　　　　) 治療(　　　　) 透析歴(　　　　)	既往歴
経過		

4　主な検査と治療

視診について

足の観察は患者さんに会ったときから始まるといわれています。来院時や診察室に入るまでの姿勢や靴、歩き方など、日常の状況をアセスメントしていくために様々な視点から観察します。

●視診

患者さんの足だけでなく靴下や靴などを観察していくことは重要です。靴の履き方や脱ぎ方、足に合った大きさなのか、細かく観察します。「靴下に出血や滲出液が付着していないか」「靴のインソールはすり減っていないか」など、チェックしていきます。

・足の変形

運動神経障害から足の筋肉が萎縮して足の変形が起こる場合があります。変形した足は特定の部分に荷重がかかるため、胼胝や水疱などができてしまいます。胼胝や水疱から感染を引き起こし、足病変につながるため注意が必要です。

・皮膚の色

皮膚の色で医療的介入が必要になるのは、感染に伴うもの、血流障害などです。皮膚の色調変化を示す要因について観察することが大切です。

・足、爪白癬

血糖コントロールが不良の患者さんは、足、爪白癬が治りにくいため、感染を引き起こす要因になります。

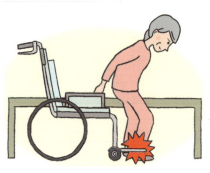

車いすの患者さんは、移乗時や移送時に下肢をぶつけて外傷性潰瘍になってしまうことが多くあります。
患者さんの座り方によってはぶつけていなくても、車椅子の部分に当たっていることがあります。座り方についても確認し安全に努めましょう。

触診について

フットケアを行う際に重要となるアセスメントに「血流」があります。下肢の血流低下は小さな傷でも治りにくいうえ、感染を起こすと非常に厄介な状態になります。

●触診

動脈の脈拍を観察することは重要です。動脈の血行障害は最悪の場合、下肢を失う可能性があります。

・動脈の構造

スムーズなアセスメントを行うために動脈を触知できる部位を覚えておきます。

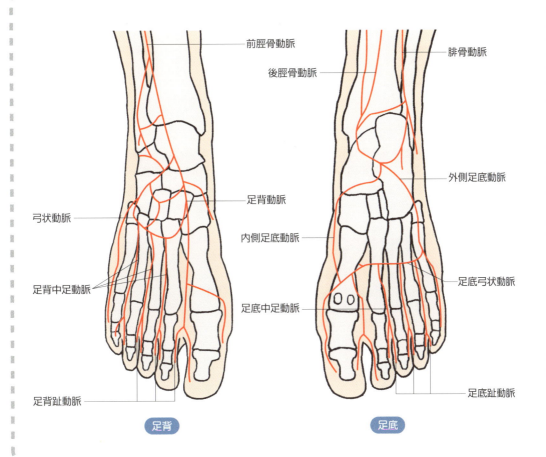

動脈触知

下肢の血流障害の症状としては、歩行時の痛み、間欠性跛行、末梢の冷感、下腿の筋肉萎縮などがあります。

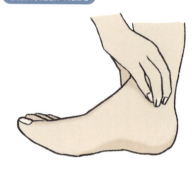

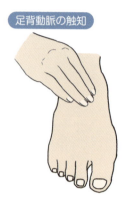

●間欠性跛行

歩き続けると下肢の痛みや重さを感じて歩行することが難しくなります。いったん休むと症状が治まるため、再び歩けるようになる状態です。主に動脈硬化によって血管内に十分な血液を送ることができないことで起きる**閉塞性動脈硬化症**や脊柱管の神経圧迫による**脊柱管狭窄症**などがあります。動脈硬化を進行させるものとしては糖尿病、高血圧、皮質異常症、喫煙などがあります。

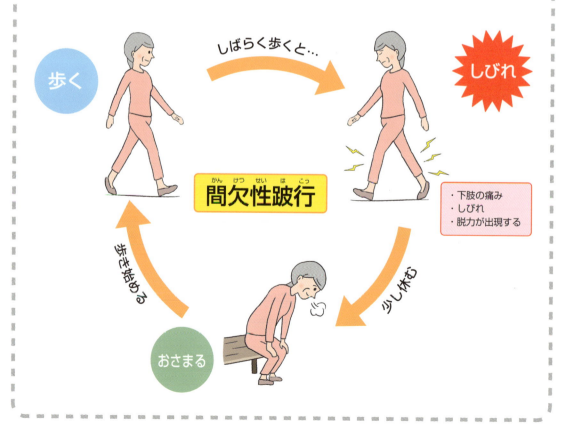

糖尿病性足病変の検査

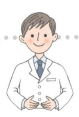

糖尿病3大合併症のうち神経障害は、糖尿病発症後早期から高頻度で発生します。
このうち足趾・足底部での症状を把握するための検査を説明します。

神経障害の検査

末梢神経障害の指標として検査を行います。
　神経障害がある場合、下肢の腱反射（特にアキレス腱）が低下、消失していることが多いため早期の診断に有効です。腱反射用のハンマーでアキレス腱を叩き、正常な反射があるか確認します。

●アキレス腱反射

アキレス腱をたたき、正常であれば足部が軽く底屈します。

●膝立位

1. 壁などに肘を伸ばした状態で手をつく
2. 背筋を伸ばし、足首から先はベッドから出す
3. 力を抜いてリラックスするよう声をかける
4. アキレス腱をハンマーや打腱器でたたく

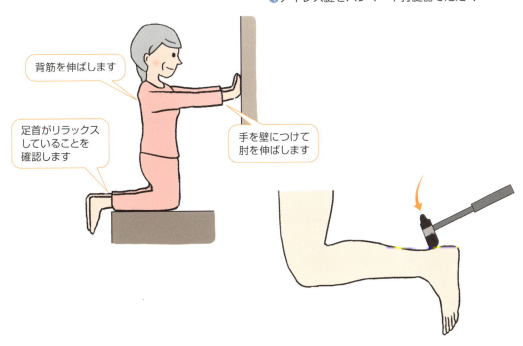

- 背筋を伸ばします
- 足首がリラックスしていることを確認します
- 手を壁につけて肘を伸ばします

●振動感覚検査

128Hz音叉を使用し、深部感覚の程度を把握します。

両足内踝の振動感覚を検査します。振動をまったく感じない、10秒以下しか感じない場合は末梢神経障害となります。また、10秒より長い場合は正常と判断します。

足で検査をする前に手の甲や手首に音叉を当て、振動の感覚を体験してもらいます。

① 強く叩いて振動させた音叉をすぐに内踝に当てます
② 振動を感じなくなるまでの時間を計測します（音叉を叩いてからの時間を測定するため、叩いたら速やかに内踝に当てる必要があります）。
③ それぞれの足で2回ずつ検査します。

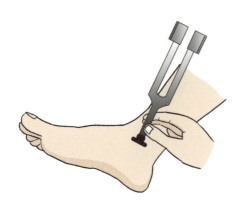
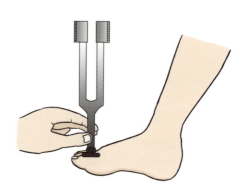

●モノフィラメント検査

モノフィラメント（細いナイロン糸）を使用して行う触圧覚検査です。知覚障害の状態を検査することができます。

① 足で行う前に手で行い、感覚を覚えていきます。触られている場所を示す際に言葉で「親指です」と言ってもらい、「指差しで示す」「手を使って場所を伝える」など、感じた場所が伝えられるように説明します。
② 目を開けていると当てている場所がわかってしまうため、目を閉じます。
③ モノフィラメントが90°に曲がる程度の強さで1〜2秒当てます。
④ どの場所にモノフィラメントを当てたか答えてもらいます。
⑤ 正確な所見をとるために3回に1回はモノフィラメントを当てずに、感覚があるのか確認します。
⑥ 両足で検査を行います。

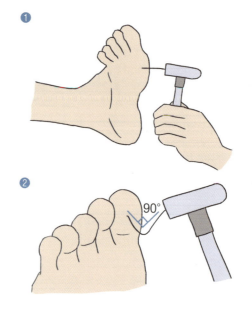

❹

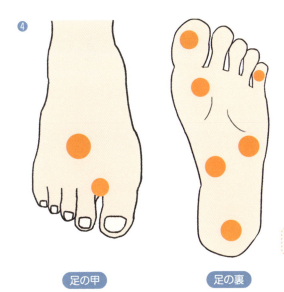

● はモノフィラメントを当てる場所です。

足の甲　　　足の裏

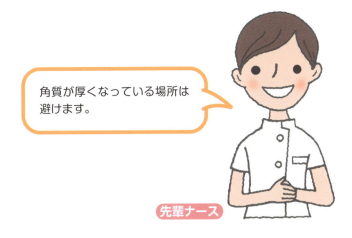

角質が厚くなっている場所は避けます。

先輩ナース

 ## 血流障害の検査

通常の血流障害の有無については、視診、触診、聴診などの診断法である程度わかりますが、より高度な診断を行ったり評価をしたりするために、以下の検査法があります。

●下肢、上肢血圧比(ABI)

ドプラ計を使用し、上肢と下肢の血圧を測定します。測定後の比率(足首収縮期血圧÷上腕収縮期血圧)を計算し、下肢の動脈閉塞を検査していきます(超音波ドプラ法)。

●下肢動脈超音波

閉塞性動脈硬化症(ASO＊)を判定するのに有効な検査です。

●血管造影

造影剤を使用し、細かい血管まで見える検査です。画像から足の状態を診断していきます。

＊ASO　atherosclerosis obliteransの略。

画像検査

画像検査から骨髄炎やガス壊疽などの所見に気がつくことがあります。

●**X線検査**

創傷した部分が骨まで達していないか、骨髄炎によるガス像はないか、骨の異常を確認するために行う検査です。

●**CT検査**

CT検査では、下肢の血流や骨髄炎などの有無を検査します。

●**MRI検査**

骨髄炎の有無のほかに、腱、靭帯などの細かな部位を描写することができるため、様々な診断を行うのに有用です。

血流障害の確定診断には、下肢血管エコーやCT/MRアンギオグラフィなどを行います。

先輩ナース

日常生活で行う
フットケア

セルフケアの方法や注意事項、トラブルなど
患者さん自身に理解してもらう必要があります。

自分でできるセルフケア、セルフチェック

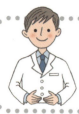

患者さんが自分の足の状態を知り、セルフケア方法が身に付けられるよう援助する必要があります。それ以前に糖尿病や自己管理などの基礎知識が必要です。

足の観察

患者さんが足への関心を持ち、気づかいながら生活していけるよう促すことが大切です。観察ポイントやトラブルなどについても指導を行います。

①足の裏、足指の間、踵を観察していきます。
②皮膚の湿潤や乾燥、損傷の有無、皮むけ、皮膚色、腫脹の有無。
③足のトラブルが起きやすい状態になっていないか、発生していないか観察します。

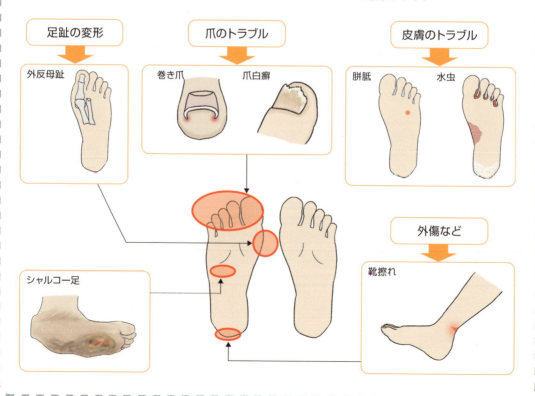

皮膚トラブルとスキンケア

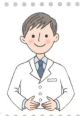

糖尿病患者さんの皮膚トラブルは「血流障害」「感染に対する抵抗力の低下」「神経障害」が原因です。しかし、それだけでなく、高血糖による多飲・多尿から脱水を起こし、皮膚の乾燥を招きます。乾燥肌からかゆみや肌荒れなどの皮膚トラブルにもつながります。

皮膚のセルフチェック

入浴、洗顔・手洗い時など全身の皮膚の状態を観察してみます。見にくい足先などは鏡を使用してよく観察することが重要です。症状に気が付いたら早めの受診・相談が必要です。

- □ 皮膚の乾燥・かゆみの有無
  （湿度・気温が低下する秋冬は特に注意）
- □ 肌色が悪い・変色している
  （どのような色や状態か）
- □ 皮膚の感覚が鈍い・しびれがある
  （末梢神経障害の影響を考える）
- □ 感染症の悪化がないか
  （足病変の進行が起きていないか）
- □ 胼胝・鶏眼、靴擦れが発生していないか
  （重症化する前に治療開始）
- □ 傷がなおりにくい
  （高血糖や末梢神経障害が原因となっている可能性がある）

皮膚のセルフチェックとスキンケアを行うことで、予防的ケア、トラブルの早期発見につながります。

先輩ナース

皮膚トラブルの予防

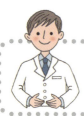

皮膚トラブルを予防するために、日常生活の中で取り入れられる予防があります。

日常生活で行う予防

日頃から皮膚トラブル予防について意識するように指導を行います。

- **けがややけどに注意**
  傷は石鹸や流水で洗い清潔にします。やけどはすぐに冷やします。

- **入浴は毎日・ぬるめのお湯で**
  低刺激石鹸ボディーソープを使用し、ゴシゴシ強く洗わないようにします。また、清潔なタオルを使います。

- **乾燥を避ける**
  皮膚の乾燥は皮膚トラブルを起こしやすいため、保湿クリームを使用し皮膚の保湿に努めていきます。

- **長時間の寒い場所は避ける**
  暖かい服装で体温の変化を抑えます。

- **日焼けをしないようにする**
  紫外線を避け、日焼け止めを使用します。

- **禁煙をする**
  タバコは皮膚に様々なダメージを与えることがあるため禁煙を行います。

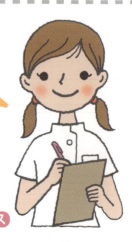

糖尿病で重症化しやすい皮膚疾患には、感染症（細菌、真菌）、乾燥肌などがあります。高血糖が続いているときに症状も悪化していくため、まずは血糖のコントロールを行うことが大切です。

新人ナース

足の手入れ

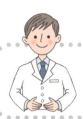

足のケアは毎日行うことが大切です。足の異変に気が付けるよう患者さんの指導を行います。

✚ 毎日足を洗い、清潔を保つ

足の清潔を保つことが習慣づけられるよう指導を行います。

- お風呂のお湯は熱すぎないようにして（40℃以下のぬるめがよい）、温度を確認してから入浴します。
- 足裏や足指の間は強くこすりすぎず丁寧に洗います。
- 清潔なタオルを使用して、十分にふき取ります。
- 乾燥している場合には保湿クリームを塗ります。

※保湿剤は入浴後5分以内に塗ることで、浸透しやすいといわれています。皮膚の状態によって使用が適していない製剤があるため主治医に相談します。

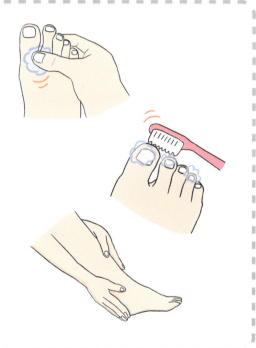

✚ 爪切りは正しい方法で、皮膚を傷つけないよう注意する

- 深爪をしないように切ります。
- 爪切りでうまく切れないときには、爪やすりやニッパーを使用します。
- 爪の先端は、丸みを帯びるように切るのではなく「まっすぐ」にスクエアカットにします。
- スクエアカットは指の先端と同様にするか、やや長めにカットします。

低温熱傷に注意

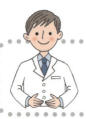

体温よりやや高い温度に長時間触れることで起こる熱傷を**低温熱傷**といいます。

✚ 低温熱傷が起こる温度と時間

皮膚の表面温度と低温熱傷になるまでの時間は以下のとおりです。

```
44℃：約3時間～4時間
46℃：約30分～1時間
50℃：約2分～3分
```

✚ 低温熱傷の特徴

健常者でも気が付きにくいために、毎年事故が起きています。糖尿病の患者さんは神経障害がある場合、さらに発見が遅れてしまうことがあるので、注意が必要です。

低温熱傷は皮膚の深い組織が損傷してしまうため、皮膚の表面では軽い熱傷程度に見えてわからない場合があります。最悪の場合、筋肉まで壊死を起こしてしまい、手術を要することがあります。

●熱傷の分類

① Ⅰ度皮膚の表面だけに障害を受ける。
赤くなり、ひりひりした痛み。
② Ⅱ度
水ぶくれができる。
（浅いⅡ度）赤くなり、痛みがある。
（深いⅡ度）赤くなり、紫色～白くなる。痛みがない。
③ Ⅲ度
皮膚のすべての層に障害を受ける。黒色、褐色または白色になる。水疱はできず、痛みがない。

低温熱傷に注意

　低温熱傷の原因となるものは、使い捨てカイロ、電気あんか、こたつ、湯たんぽなどです。

　日常的な暖房器具のため、特に注意が必要です。ほかにも、電車の座面から出てくる温風やシャワーの湯でも低温熱傷を起こす場合があります。

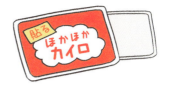

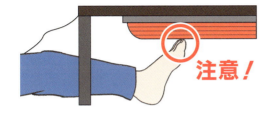

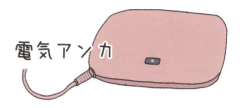

寝るときの注意

　たとえ一番低い温度であっても、長時間皮膚にあたり続けていくことで低温熱傷になります。特に睡眠中は無意識の状態であるため、感覚はさらに鈍くなっています。こたつでの昼寝やストーブを足に近づけることは絶対に避けます。

> 糖尿病の患者さんは神経障害や血流障害などから「低温熱傷」を起こしやすく、治りにくいといわれています。暖房器具に直接接触しないよう注意します。

低温熱傷の予防

　低温熱傷にならないための注意点は以下のとおりです。

貼り付けのカイロや、靴に貼り付けるカイロは避けます。

お風呂の温度は湯船に入る前に必ず計ります。

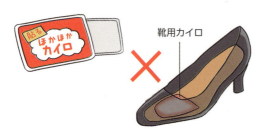

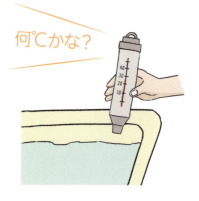

暖房器具を直接肌に触れないようにします。

シャワーも手で触れて、温度を必ず確認します。

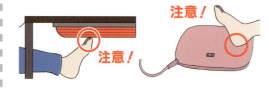

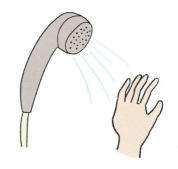

暖房具をつけたまま寝ないようにします。とくにこたつや電気毛布、電気カーペットには注意します。使用する場合は、寝る前に布団の中に電気あんかを入れて布団を温めておきます。布団に入ったら電源を切り使用しないようにします。

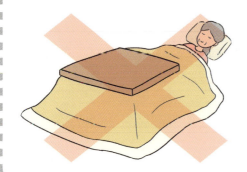

暖房器具を使用しない工夫

　寒い時期は暖房器具を使用しながら過ごすことが多くなりますが、寝ながら使用することは低温熱傷の原因になることがあります。そのため、就寝前はなるべく暖房器具を使用せず、布団を前もって温め、入るときに電源を切りましょう。

・寝る直前にお風呂に入ることで、身体が温まったまま寝ることができます。お風呂が難しい場合は足浴で清潔を保持し、温めてから就寝します。

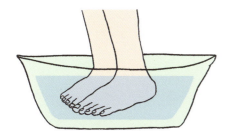

・靴下や温かさを保つ履物を履きます。お風呂上りには足が冷えないようにします。

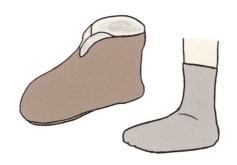

・足のマッサージをします。足の裏全体を両手の親指でやさしくさすったり揉んだりします。

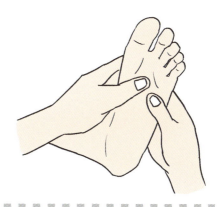

早期発見したい足のトラブル

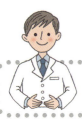
足のトラブルを進行させないよう、早期発見、早期治療に努めます。

➕ フットケアを必要とする足のトラブル

患者さんには、日頃から足の観察を行うように促します。また、観察するポイントをわかりやすく伝えます。

❶ 傷がある場合
　流水でよく洗い流し、消毒液で消毒後にガーゼや絆創膏で保護します。素足にサンダルは靴擦れなど、傷ができる原因になります。

❸ 皮膚が剥けている場合
　白癬菌に感染している可能性があるため、皮膚科受診をします。

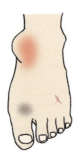

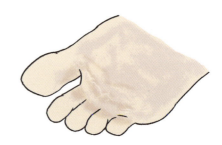

❷ 乾燥やひび割れがある場合
　保湿クリームを使用します。ただし、指間は白癬菌の原因となるため塗りません。

❹ 発赤、腫脹、熱感、疼痛、出血、浸出液などの異常が見られる際には、早めに医療機関に受診します。

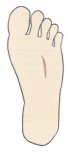

患者さんが行うフットケア【指導項目】

日常生活に潜む足のリスクについて、患者さんと一緒に考えます。

- 毎日足を見る
  （足趾間までよく見る）

- 視力障害がある場合、ほかの人がかわって見る

- 足趾間まで丁寧に洗い、よく乾かす

- 裸足での行動をしないようにする

- 自己判断で傷や胼胝の処置を行わない

- 靴の中の異物を踏まないように履く前に確認する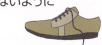

- 皮膚が乾燥しないようケアする

- 視力低下が見られる場合、爪きりは自分で行わない

- 下肢の清潔を保つために毎日靴下を履き替える

- 爪はストレートにカットする

- 定期的に診察を受ける

- 足に異常が見られた場合、すぐに連絡する

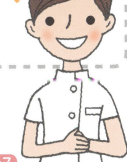

まずは患者さんとの信頼関係を築きながら、患者さんのことを知り、理解していくことが大切です。

先輩ナース

靴下の選び方

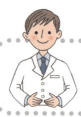
靴下は外部刺激を緩和させ足を保護してくれる役割があります。まずは、その役割と正しい靴下の選び方について以下の項目を見ていきます。

靴下の役割

糖尿病性足病変を予防するために靴下の着用は大切です。以下の役割について見ていきます。

●保温
心臓から遠い部位となる下肢は寒さの影響を受けやすいため保温が大切です。

●保護
外部からの刺激をやわらげます。糖尿病性足病変を予防するためにも、足を保護し、傷や胼胝をつくらないようにします。

●抗菌、防臭
足の常在菌のバランスが崩れた際に、白癬菌になることがあります。近年は靴下の機能に抗菌・制菌作用などを持つ素材があります。

靴下の選び方

以下の項目を参考にリスクの少ない靴下を選択します。

・足首の締め付けがきついものは足先の血行不良が起こりやすいため、なるべくゆったりとしたものにします。
・素材は吸収性に優れたものや、全体的に伸縮性のあるものを選択します。
・靴下の縫い目が大きくないものにします。
・足先に縫い目がないものにします。

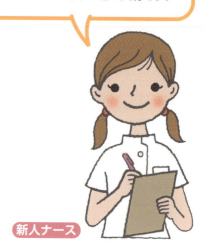

白い靴下を履くことで、創部からの滲出液や出血などがわかりやすくなります。早期発見、早期治療につなげるためにも靴下の色は大切です。

新人ナース

足に合った靴選び

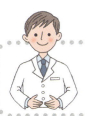
足への負担をなるべく軽減させるために、足のサポートを行う靴の選定、履き方などが重要となります。

靴の選び方

靴の不具合が創傷の原因になる場合があります。患者さんの足に合った靴選びができるよう、選び方のポイントを学びます。

- ひもやマジックベルトを使用している
- 足の甲を圧迫していない
- 足に合ったつま先の高さと幅
- つま先が当たらない（つま先から1〜1.5cm大き目）
- 踵(かかと)が低い（3cm未満）
- 足のアーチを支えるインソールを使用

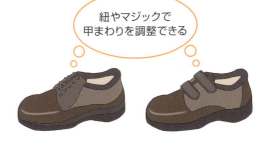
紐やマジックで甲まわりを調整できる

足のタイプ

足のタイプを知ることで、靴選びや正しい形の靴を履いているかがわかります。

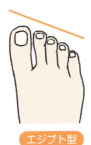 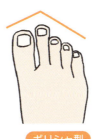 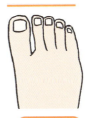

エジプト型　　ギリシャ型　　スクエア型

足に負担がかからないよう注意したいこと

　靴によって足に負担がかかったり、ズレから発赤、表皮剥離などのトラブルが起こったりする場合があります。

・靴のかかとは踏まないようにします。
・靴底の減り具合をチェックします。
・靴を履くときはかかとに合わせて履きます。
・靴ひもやマジックベルトの緩みがないようにします。
・靴を履いたとき、かかとに隙間がないか確認します。
・つま先の細い履物は避けます。

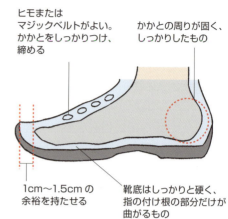

ヒモまたはマジックベルトがよい。かかとをしっかりつけ、締める

かかとの周りが固く、しっかりしたもの

1cm〜1.5cmの余裕を持たせる

靴底はしっかりと硬く、指の付け根の部分だけが曲がるもの

靴を履くときの注意点

　踵の高い靴や素足のまま靴を履くことは避けます。

・靴下を着用します
・靴の中に小石など硬い異物が入っていないか確認してから履きます
・踵に合わせて履きます
・ひもやマジックベルトをしっかり締めて、足が滑らないように固定します

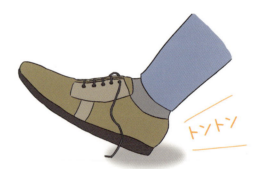

靴を購入するときの注意点

　同じサイズでもメーカーやモデルによって、大きさが変わる場合があります。

・試し履きを必ず行います
・ひも靴もしくはマジックベルトのものを選択します
・ヒールのような高い履物は避けます
・足に合ったものを選択します
・つま先がぶつからないものを選びます
・靴底に厚みがあり、滑りにくいものにします
・かかと部分がしっかりしているものを選びます

神経障害の患者さんの特徴

　足に合わない靴を履いて足の指にキズが生じた一例としては、本人はキズの存在を自覚しておらず、靴の中を見ると血痕が付着していたという事例があります。足に合った靴を履くことと、靴の中を定期的にチェックすることが重要です。

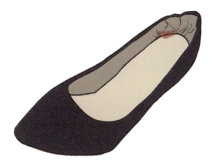

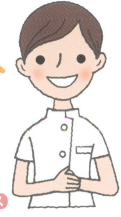

神経障害が進行すると痛みや温度を感じにくくなるため、靴ずれや熱傷を起こしやすくなります。

先輩ナース

正しい歩き方

正しい歩き方は背筋が伸び、姿勢が良くなるので膝に適度な緊張を与えます。正しい姿勢で歩くことは、変形性膝関節症の防止にもなります。

●正しい歩き方のポイント

歩行時の重心移動の順番に注意します。

踵➡小趾側➡母趾側の順に重心を移動させます。「踵から足先に体重をなめらかに移動させ、母趾で蹴る」イメージです。この流れは歩行する上で率の良い動作といえます。

①母趾で蹴る
②踵から着地する
③足は後ろからついてくるイメージを持つ
④背筋を伸ばして状態をまっすぐにする
⑤頭は意識して後ろにもっていく
⑥腕は内側に、力を抜いて振る
⑦膝をのばしたらゆとりをもって着地し、地面からの衝撃を緩衝させる

正しく歩くポイント

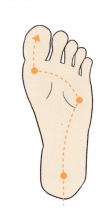

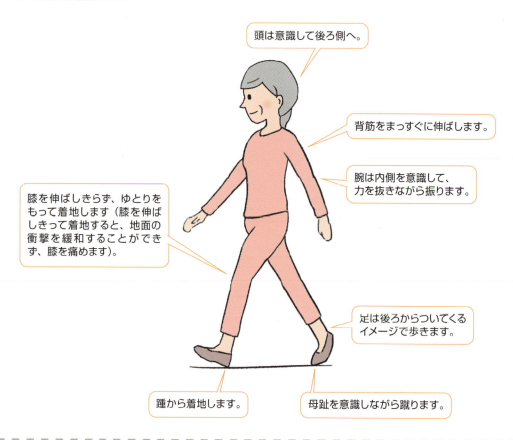

頭は意識して後ろ側へ。

背筋をまっすぐに伸ばします。

腕は内側を意識して、力を抜きながら振ります。

膝を伸ばしきらず、ゆとりをもって着地します(膝を伸ばしきって着地すると、地面の衝撃を緩和することができず、膝を痛めます)。

足は後ろからついてくるイメージで歩きます。

踵から着地します。

母趾を意識しながら蹴ります。

転倒予防とフットケア

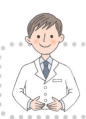

足病変が原因で転倒する事故は少なくありません。転倒を予防するためにもフットケアには重要な役割があります。

転倒による障害とは

高齢者の場合、転倒したことがきっかけで寝たきりになることがあります。

- 転倒した高齢者の約1パーセントは、転倒時に死亡する
- 転倒者の約10％は骨折をする
- 骨折の約50％は大腿骨骨折
- 転倒した人の約20％は再度転倒してしまうことを恐れ、外出や行動を控える

転倒の悪循環

転倒により二次的な障害を発生させます。また、同じようなことが何度も繰り返されていくため、寝たきりの状態や命の危険があります。そのため転倒リスクを軽減していくことが、健康寿命を延ばしていくことにつながります。

転倒
- 骨折
- 腰痛
- 硬膜下血腫

- ADL低下
- 廃用症候群の進行

- 転倒恐怖
- 閉じこもり

- 寝たきり生活
- QOL低下
- 死亡

セルフケア行動への促し

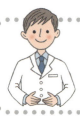
糖尿病は慢性疾患です。慢性疾患を持つ患者の心理を理解することはケア全体へつながります。そのため患者さんはどのような思いを持って、糖尿病治療に臨んでいるのか知る必要があります。

患者さんの不安

糖尿病を持つ患者さんがどのような不安を抱えているか理解します。

- 一生付き合う病気になってしまった
- 血糖コントロールができない
- 合併症が怖い
- 低血糖が怖い
- 食事療法・運動療法うまくできない
- インスリン注射で医療費がかさむ
- ストレス解消に食べたい・飲みたいけれど…
- 今後の生活が不安

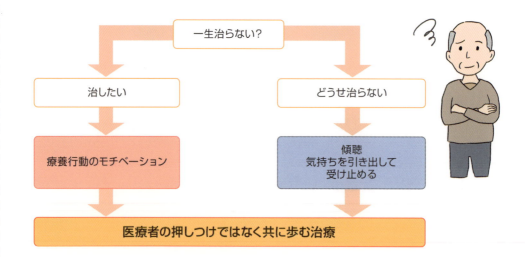

患者さんがどのような思いを持っているかによってアプローチが変わります。「治療を受け入れているのか」「否定的な感情を持っているのか」のどちらであっても傾聴の姿勢で思いを引き出し、関わる必要があります。

行動変容へのアプローチ

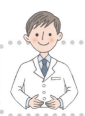

糖尿病は自己管理が必要な疾患です。患者さん自身が「できるかも」と思えるような関わりが行動変容につながります。

変化ステージ理論

人が行動を変える場合、「無関心期」→「関心期」→「準備期」→「実行期」→「維持期」の5つのステージを通ると言います。行動変容のステージをひとつでも先に進むには、その人がどのステージにいるかを把握していきます。また、それぞれのステージに合わせた働きかけが必要になります。

●行動変容の5つのステージ

1. 行動を変える気はない「無関心期」
2. 行動を変えるつもりだが迷っている「関心期」
3. 行動を変えるつもりがある「準備期」
4. 行動を変えて6か月以内「実行期」
5. 行動を変えて6か月以上「維持期」

無関心期	関心期	準備期	実行期	維持期
6か月以内に行動を変えようと思っていない	6か月以内に行動を変えようと思っている	1か月以内に行動を変えようと思っている	行動を変えて6か月未満である	行動を変えて6か月以上である

行動変容のステージの進み方は一方向でなく、らせん状に進むといわれています。行ったり戻ったりしながら人は変わっていきます。

先輩ナース

無関心期

　この時期は目の前にある問題が自分の問題だと理解できなければ、行動を起こす気持ちは起きません。この時期に「問題に取り組むのは当然」と説明しても逆効果になります。周囲からとやかくいわれることに、「余計なお世話」と拒否・抵抗の感情を持ってしまうことがあります。

　まずは患者さんの思いに耳を傾けしっかりと傾聴し、相手が関心を持つことに共感しながら良好な人間関係を形成することを優先します。その中で「今後どうしていきたいか」「何が必要なのか」を共に考え、関心を高めていけるような関わりを持ちます。この時期は、患者さんが行動を変える意味が理解できるよう支援します。

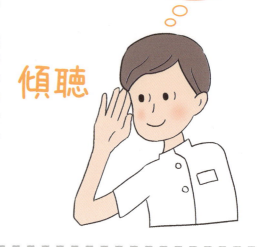

関心期

　「こうしたほうがいいかな？」と問題と自分を関連させ、行動変容に関心が現れる時期です。ようやく面談などによる直接的な働きかけにより効果ができます。ですが、すべて前向きではなく、この時期は「したほうがいいかも」と「でも、いいかな」と相反する感情が葛藤します。

　しかし、問題に目を向け始めたことを評価するのが重要です。そして、傾聴し行動を起こすことの利点と欠点を患者さんに話してもらい、そこから得た情報に対して医療者からの情報提供を行います。

　ここでの情報提供は、成功例を交えて話すことが効果的です。「こうしないと失明や透析になりますよ」と脅しのような説明では、行動変容につながりません。傾聴、共感的に接して信頼関係を築いていくことが大切になります。

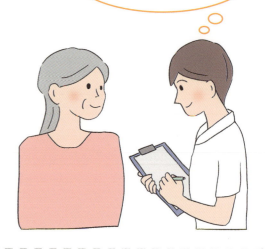

準備期

　行動を変えようという思いがあり、それを実行しようとする意識が高まっている時期です。この時期は糖尿病教育と患者さん個人に合わせた目標設定を行います。ここで設定する目標は漠然としたものでなく実現可能な目標設定にします。非現実的な目標設定は、効果を実感できずに挫折につながります。「間食は1日おきにする」など行動に移すことができる目標を段階的に設定していきます。しかし、目標設定をしても患者さんはすぐに行動に移すわけでありません。行動に移す決断を無理強いせずに待ちます。この「待ち」の姿勢が患者さんの行動変容への決意を高めることにつながるのです。少しでも行動変容ができたなら、患者さんを誉めましょう。そして継続を促します。患者さんは称賛によって目標の達成感が得られ、その成功体験が行動の継続となります。情報提供としてのグループワークを併用すると効果的です。

実行期

　患者さんの行動変容が確認できた後は、その行動変容による効果をフィードバックし、さらなる行動変容へとつなげます。この時期は糖尿病の知識だけでなく、生活に密着した糖尿病教育を行うことが大切です。再発への過程を説明し、それを予防するための教育も同時に行います。個別性を重視した関わりは患者さんだけでなく、患者さんを支えてくれる支援者（家族など）への理解や応援も必要です。
　療養に必要な行動変容が、すべて同時に行われることはありません。変容が起きている行動と起きていない行動を見極めて、それぞれに介入していきます。

維持期

　変容した行動が日常化して、今後も継続していけそうな時期です。維持期は成功体験によって前向きな感情や技術が蓄積されています。これを維持するためには行動に対するフィードバックを引き続き行っていく必要があります。維持期であっても、少しのきっかけやライフサイクルの変化・ストレスなどで行動の継続が困難になることがあります。医療者だけでなく、患者さんを取り巻く家族などの支援者と共に支えていくことが重要です。

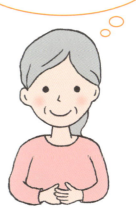

持続することに自信がある時期です。これまでの努力を賞賛します。

自己効力感

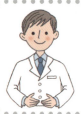
自己効力感は心理学用語であり、カナダの心理学者であるアルバート・バンデューラが提唱した概念です。人は何らかの課題に直面した場合、このようにすればうまくいくはずという期待、それに対して実行できるという自信のことをいいます。

自己効力感が高まる情報元

自己効力感を高める方法として以下の4つが挙げられます。

1 自己の成功体験‥‥‥‥‥前もうまくやった経験がある
2 代理的経験‥‥‥‥‥‥‥自分と似た人が成功しているから、自分もできそうだ
3 言語的説得‥‥‥‥‥‥‥自分はうまくやれる自信はないけれど『あなたならできる』と言われた
4 生理的・情動的状態‥‥‥その行動で気分が良かったり、体調の好転を実感したりしている

●具体的例

「運動は苦手だけど、近所の散歩程度なら犬を飼っていたこともあるし、昔は毎日行っていた（自己の成功体験）」。うちの周りは高齢で散歩をしている人も多いから（代理的経験）私もできるのではないかなと思った。散歩を始めたら顔見知りもできて「散歩は体にいいよ。あなたはまだ若いから頑張って」っていわれた（言語的説得）。散歩を始めたら体の調子もいいし、体重が減った。この間は「痩せたね」と言われ（生理的・情動的状態）うれしくなった。採血の結果もよくなっているのではないかな（結果期待）。「散歩は頑張って毎日続けようと思う」

4つの情報源のうち、自己の成功体験が最も自己効力感を定着させると言われています。
一方で、生理的・情動的状態は一時的感覚ですぐに消失してしまいます。達成しやすい目標を設定し、多くの成功体験を積むことが自信につながります。患者さんのモチベーションを高め、行動変容につなげていきます。

エンパワーメント

　慢性疾患は生活の場が療養の場であり、患者さんが主体です。しかし、従来医療者の指示を守るだけで病気は、よくなると考えられていました。

　慢性疾患には、従来の考え方は合致しないことから考え出されたものが、**エンパワーメント**という概念です。

　糖尿病患者さんを例にすれば、「患者さんが糖尿病を管理することができるためには、患者さん自身が自己の潜在能力を見つけ出し、その能力を使用できるよう援助することが医療者の役割である。」となります。

　要は、患者さんは医療者の指示を守るだけの受け身がちな存在ではなく、疾患は患者さん自身のものであり、自分の問題を解決して、治療方針を計画する権利と能力を持つということになります。また、概念を正しく理解し、活用するには、医療者が日々の学びを継続することが必要です。

● エンパワーメントにおける患者さんの役割
・患者に自己管理の責任がある
・患者が目標設定と障害の特定を行う
・患者が問題解決の責任をとる

● エンパワーメントにおける医療従事者の役割
・医療者は患者の関心事を明らかにする
・医療者は患者の知識と状況を評価する
・医療者は情報を提供する
・患者と医療者は協力して選択肢を考え計画を立てる

フットケアに資格は必要?

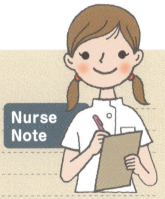

　フットケアを実施する場合、特別な資格は必要ありません。ですが、近年フットケアの必要性が高まり、チーム医療として取り入れている施設が増えてきました。医療におけるフットケアは予防的な介入が最も大切です。患者さんの足を守るためにも正しい知識と技術を身に付け安全・安楽に行うことが重要です。早期発見と適切な対処が行えるよう、フットケアに関わる講習会や学会などに参加し、フットケアのエキスパートとして研鑽していこう!

● フットケアにかかわる資格一例

- 日本糖尿病療養指導士(CDEJ*)
 日本糖尿病療養指導士とは、糖尿病患者さんに治療に大切な自己管理(療養)指導を行います。高度なうえ幅広い専門知識を持つことで、患者さんへのセルフケアを支援します。
 一定の経験を有し試験に合格した看護師、管理栄養士、薬剤師、臨床検査技師、理学療法士に与えられます。また、認定制度は5年ごとの更新制となっています。

- フットケア指導士
 フットケアに関する知識・技術を活用し、患者とケア提供者のフットケア能力の向上を目指します。受験資格は一定の条件をクリアした医師、看護師、准看護師、理学療法士、臨床検査技師、義肢装具士、臨床工学技士、介護福祉士、薬剤師、作業療法士、栄養士のいずれかの国家資格を有していることとしています。

- 弾性ストッキングコンダクター
 弾性ストッキングの適切な使用のため、弾性ストッキングコンダクターの教育、育成の認定を行います。認定の対象者は、医師、薬剤師、看護師、准看護師、臨床検査技師、理学療法士、作業療法士、診療放射線技師、臨床工学技士、リンパ浮腫療法士(LT*)、あん摩マッサージ指圧師・柔道整復師のいずれかの資格を有していることとしています。

- シューフィッター
 足の疾病予防の観点から正しく合った靴を販売するシューフィッティングの専門家のことです。資格の更新は3年ごとになります。

 フットケアを勉強するためには学会や看護協会などのセミナーや研修会があります。日本フットケア学会、日本下肢救済・足病変学会、糖尿病教育・看護学会などが一例です。また、民間業者主催の勉強会もあります。

＊ **CDEJ** Certified Diabetes Educator of Japanの略。
＊ **LT** Lymphedema Therapistの略。

フットケアが必要な患者さんへの介入

患者さんにどのようなアプローチを行っているのか、
事例を通してみていきます。

患者さんへの介入方法

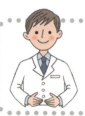

フットケアが必要な患者さんの中には、様々な要因でケア導入に困難をきたすことがあります。例を挙げながらケア導入困難な理由と、実際の介入方法の一例を見ていきます。

✚ 自覚症状が乏しい患者さん

> 例 50歳代女性。2型糖尿病で内服治療中。足趾間のかゆみや皮むけがあり、爪も肥厚しており、皮膚科受診したところ、爪白癬と足趾間の白癬と診断された。フットケア外来をすすめられ受診したが、患者さん本人が自覚症状も乏しくなり、受診の必要性を感じていないため、継続した受診を拒否している。

●原因についてのアセスメント

足趾間のかゆみ・皮むけや爪の肥厚で患者さん本人は困った状況にない。困難と感じる自覚症状はない。「自覚症状がない」「病識がない」ことがフットケアを受け入れられない理由と考えられる。

●実際の介入

糖尿病は抵抗力が低下し、感染症にかかりやすくなります。白癬によってかゆみの部分をこすり、水疱ができて破れることは感染を招くため、今後起こりうる感染リスクについて説明し、治療の必要性を理解してもらうことが必要です。

また、入浴時のフットケアについても説明が大切です。まずは足趾間の洗い方を伝えます。足を洗うとき、ナイロン製品などでこすると、小さな傷ができやすくなります。そのため、手でしっかり泡立てて、指でやさしく洗う方法を促します。その後は水気が残らないようしっかりふき取りを行いますが、強くこすることがないようタオルでやさしく抑えながら行います。洗浄後の軟膏塗布についても指導行います。

自己管理が困難なときには家族や医療者の協力があること、ほかにもフットケア外来時などに医療スタッフが爪切りを行えること、無理をして自分でやらなくてもよいことを伝えます。

足を見せてくれない患者さん

> 例 60歳代女性。2型糖尿病。白癬・爪白癬があり、両下肢に浮腫がある。厨房での立ち仕事をしているが、長時間長靴を履いている。
>
> 受診時は毎回、紐なしの靴の踵を踏んでいた。転倒や損傷のリスクがあるため声をかけ、「靴をどうしてそのように履いているのか」「転倒・損傷の危険性がある」「足を見せてほしい」と話すも、「傷もないから大丈夫ですよ。こんな足見せられない」と見せてくれない。声をかけたときには靴を履き直してくれた。

●原因についてのアセスメント

立ち仕事・長靴による蒸れで白癬だけでなく、胼胝が生じている可能性がある。また、浮腫だけでなく下肢静脈瘤があれば、皮膚の表面的な変化が生じている場合も考えられる。見た目が悪い状態であれば「恥ずかしい」「汚らしいと思われるかも」と心配している可能性も。靴の踵を踏んでいるため、足が靴に合わないことが考えられる。

●実際の介入

まずは、患者さんとの信頼関係を築くことが大切です。世間話をきっかけに患者さん本人の生活環境や人となりを把握します。患者さん本人を認め傾聴する姿勢から、やがて足についての話につながるように促します。この患者さんは友人に「すごい足してるねえ」といわれたことに傷つき、足を見せないようにしてきたことがわかりました。

また、長期間の立ち仕事を続けてきたことが原因となり胼胝、白癬、浮腫が生じました。そのため、患者さんが頑張って生きてきた部分を認め、傾聴していくことで、患者さんはフットケア導入にやや前向きになりました。

その後、胼胝・爪のケアを外来で行い保湿ケアの指導を行いました。踵を踏んでいた靴はつま先が当たると痛みがあることが原因でした。靴下・靴の選定や靴の履き方を指導し、シューフィッターのいる靴店を紹介。下肢の浮腫と静脈瘤には弾性ストッキング着用を指導しました。

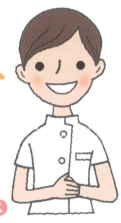

長期間にわたるケアと定期的な診察が必要になるため、患者さんだけでなく患者さんの家族を巻き込んだ指導はとても重要です。

先輩ナース

仕事が忙しい患者さん

例 50歳代男性。6年前に会社の検診で糖尿病を指摘され、その後の受診で診断を受けた。部長職で多忙であり食事は外食がほとんど。定期健診以外の受診はしていない。最近、下肢のしびれと足底部の違和感を感じて受診。検査の結果、下肢の血流には問題がなかったが、振動感覚検査で感覚の低下がみられ神経障害を認める。フットケアの必要を説明したが「仕事が忙しくて受診できない」と頑なに拒否している。

●原因についてのアセスメント

下肢のしびれと足底部の違和感で受診しましたが、診察した医師は「経過観察」との判断。そのため、患者さん本人も自覚症状が乏しく、「まあ大丈夫だろう」と自己判断を行う。仕事が多忙で時間が取れないことから、病識のなさと自己判断が受診拒否につながっていると考える。

●実際の介入

検査について理解した上で、末梢神経障害によって足に起こりうるリスクについて説明を行います。時間の問題がありフットケアへの受診が困難であったので、自宅でのセルフケアについて指導を行います。日常的に足を観察すること、目で見るだけでなく手で触って確かめること、正しい靴下や靴の選定、靴内の異物混入に注意すること、靴ずれのリスク、低温熱傷のリスクについて説明しました。

可能な限り定期受診を促しますが、困難な場合にはセルフケア能力を高める関わりを持ち、知識の供給をすることが必要です。毎日の観察の元に、異常があったときにはすぐに受診するよう伝えます。

保清行動が難しい患者さん

例 80歳代男性。2型糖尿病。15年前に糖尿病と診断され、近年は糖尿病性網膜症による視力低下がある。風呂が嫌いで何日も入浴しない日が続いている。家人付き添いで受診した際に「最近歩くときに足裏を痛がる」との話しがあった。足を見せるように声をかけたが患者さんは見せたがらず拒否している。

●原因についてのアセスメント

保清行動が難しい。また、糖尿病性網膜症による視力低下があるため、自分の足の状態について把握できておらず、病状の自覚が乏しい。

●実際の介入

無理強いすると余計に拒否されることがあります。保清行動がとれずに「足が汚いから見せたくない」と考えているのであれば、「次回足を見せてください」と伝え、入浴や足浴後来院できるよう促します。また、視力低下があるので、家人に協力をお願いし、足の観察をしてもらいます。その際に痛み・傷の有無、胼胝の状態など、観察ポイントをわかりやすく指導します。医療者は、患者さんが足を直接観察することができなくても、靴の履き方や歩き方を観察します。

次回の受診日に足を見せてくれた場合、ケアについての具体的な方法について家族を含めながら説明を行います。

認知症患者さん

> 例 80歳代女性。2型糖尿病。糖尿病神経障害、巻き爪、浮腫がある。アルツハイマー型認知症で娘夫婦と同居し、日中はデイサービスを利用している。歩行は可能。夜間に電気アンカを使用して右足趾に熱傷から水疱ができてしまった。そのため、足に触られることを拒み、怒ることがある。デイサービスでの入浴時に職員が、在宅では娘が創部の洗浄や処置を行っている。巻き爪もひどく低温熱傷の処置だけでなく、フットケアが必要な状況にある。

●原因についてのアセスメント

低温熱傷後の損傷や、巻き爪によって足に痛みがあると考える。また、認知症の影響もあり、見知らぬ人に慣れないことをされたりすることに恐怖や不安があり、警戒心から拒否・怒りが出ていると考える。

●実際の介入

病院で処置を行う際には、素早くスムーズに行うことができるよう準備や手順の確認は入念に行います。デイサービスや自宅でも同様の処置が行えるように、処置の手順を文章化し、写真を使用しました。視覚的に理解できるツールを使用したことで、介護スタッフや娘さんにもわかりやすくなりました。また、処置だけでなく、足の観察や保湿のケアを継続する必要があることを説明し、ケアの継続を依頼。保湿時に足を触りマッサージを行うことでリラックス効果も得られ、患者さんの警戒心を解くことにもつながったと考えます。認知症を持つ患者さんのフットケアは、その人を取り巻く家族や社会資源（介護スタッフなど）の協力が欠かせません。「いかに協力を得られるか」「ケアの継続が行えるか」を考え、患者さんや家族と関わる必要があります。

意欲のない患者さん

> 例 40歳代男性。2型糖尿病。数年前に会社を辞め生活保護を受けている。母の付き添いで定期的に受診しているが、血糖コントロールは不良。引きこもりで入浴などの保清行為もおろそか。看護師がフットケアを進めても面倒な様子で、「足を見せなきゃいけない意味がわからない」といっている。

●原因についてのアセスメント

引きこもった生活状態。受診は母の付き添いで何とか来ている。内服薬をもらうことが目的で来院している。外に出ることがほとんどないため、入浴などの保清行為もおろそかになっている。そのため、汚れた足を見せることに抵抗があったと考える。また、年齢的にも40歳代であり、女性看護師に対し汚い足を見せることに羞恥心を持ち、拒否的な態度になった可能性も。年齢的にはセルフケアが十分行えると考えるが、意欲がなく「面倒」な状況となっている。足病変の知識不足からフットケアの必要性を理解できていないと考える。

●実際の介入

定期的に外来受診をすることができているため、受診時の待ち時間を有効に利用して足病変についての説明を行います。足病変だけでなく糖尿病の療養指導も同時に実施。足病変の説明を繰り返し行いました。「自分の足はどうなのか？」と意識を向けて、セルフケアができるように促し、数回の指導を繰り返すことで、足病変への理解は得られました。その後、外来でのフットケアが行えるように関わり、在宅でもできるよう指導しています。時間をかけて段階的に指導を行うことで、疾患について学び、理解していると考えます。セルフケアについては完璧には行えませんが、継続的な関わりを続けていく中で意識付けを行います。

足切断の危険がある患者さん

例 70歳代男性。2型糖尿病。独居だが活動的で地域の活動に忙しくしている。末梢神経障害があり足趾に傷をつくったが気づかずに切断の危険性までになった経験がある。その後も足底部に胼胝性潰瘍を繰り返しているため、外来でのフットケアをすすめているが「忙しい」「俺は大丈夫だから、悪くなったら来るよ」と拒否している。

●原因についてのアセスメント

以前、足趾切断の直前まで行ってしまった経験を持っており、「また大変なことになったらどうしよう」と恐怖感や不安も持っていると考える。その一方で自分は大丈夫という根拠のない自信がうかがえる。胼胝の処置も知識は持っているが十分ではなく、看護師にその不十分さを指摘されることに対する不安や気まずさなどから、頑なに拒否する態度になっていると考えられる。

●実際の介入

患者さんはこちらからの声掛けではフットケアに拒否的ですが、胼胝の肥厚がひどくなると臨時に受診するため、その機会にフットケアの介入を行います。また、フットケア時に胼胝がひどく肥厚する前に処置をする必要性を説明し、実際に足を観察しながらケアの方法の確認を行います。観察のポイントや処置の方法を医療者と共に行うことで、定期的に医療者の目で確認することの大切さを理解できた様子がうかがえます。「いろいろわかっているつもりだけどね。怖いから、自分では気を付けていたよ」と不安や恐怖心の表出があります。その後ですが、定期的にはフットケア受診はできていません。ですが、胼胝肥厚時にフットケア介入はできており、以前より早めに受診することができるようになりました。

神経障害があり、過去には切断の危険性があったため小さな異変にもすぐ受診をしてもらうよう説明を行います。

新人ナース

治療費の心配で拒否する患者さん

> 例 50歳代男性。2型糖尿病。小さな工場を経営している。妻と娘の三人暮らし。数年前に軽い脳梗塞の影響で軽度の歩行障害がある。立ち仕事が多く健側の足底部に胼胝ができている。歩行時に痛むため自分でカミソリを使用して削っており、そのためにときどき傷を作ってしまう。定期的にフットケアと靴や中敷きの作成を促したものの、「そんな時間も、無駄なお金もかけられないよ」と拒否された。

●原因についてのアセスメント

これ以上の医療費と時間の負担がかかることに抵抗があると考えられる。また、自分で胼胝の処置を行ってきた経験から、「自分でできる」と自信が見られる。ケアの必要性は理解不足。「通院するのが大変」との発言もあり、今後治療中断の可能性も考えられる。

●実際の介入

受診の待ち時間を利用して、胼胝ケアと保湿を実施。会話の中で本人が大変と感じていることを傾聴していくことで労います。また、医療費について気になることを確認し、主治医を交えて必要な検査や内服、通院の間隔について話し合いを持ちます。フットケアを受けてもらい、自己流の処置を行わなくても、足の痛みが起こらないことを実感してもらったことで、フットケアを継続して受けてもらうことができるよう援助を行います。自分でカミソリを使用した処置はもう行っていません。靴や中敷きについては、「金額が高い」と購入や作成には至っていません。情報提供は継続しながら、自宅で使用している物を活用できないか、考えていきます。

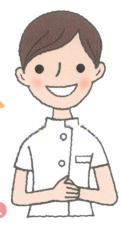

医療費についてはフットケアに関わらず全般的に考えていきます。

先輩ナース

フットケアに必要な感染対策

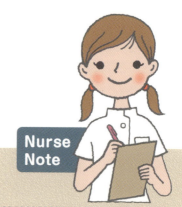

フットケアを行う際にはスタンダードプリコーションを必ず行います。スタンダードプリコーション（標準予防策）とは、1996年にCDC*（米国疾病管理予防センター）により提唱された概念です。すべての患者さんに共通して実施される感染対策です。感染症の有無に関わらず、血液・体液・汗以外の分泌物・排泄物・損傷のある皮膚・粘膜に触れる際は、患者さんの感染症の有無に関わらず、すべての患者さんのケアに際して、普遍的に適用する予防策です。

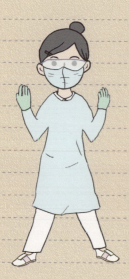

標準予防対策による感染予防の基本は、手洗い、マスク・ガウン・手袋、フェイスシールド、アイプロテクションなどの個人防護用具の使用、リネン、医療器具や周辺環境への予防対策になります。

自分の身を守りながら、患者さんへ安全・安楽なケアを提供しましょう。

*CDC　Centers for Disease Control and Preventionの略。

フットケアの実際

....

様々な症状や疾患に合わせたフットケアの方法を学びます。

爪のケア

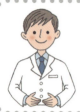
足の爪の役割には、身体を安定して支え、爪先に力を入れて歩行を行うなどの働きがあります。そのため、爪のケアをおろそかにしてしまうことで、転倒や歩行障害にもつながりかねません。日頃から爪のケアの重要性を伝え、観察することが重要です。

爪のトラブルを予防するケア

爪のトラブルを回避するには、清潔、水分のふき取り、乾燥させない、爪切りなどが大切です。

●清潔

日常的に足を清潔にしておくことは重要です。足趾間の部分や爪床溝など細かな部分を丁寧に洗わなければ、角質や垢などが溜まったままになってしまい、感染症を発症させてしまうことがあります。また、爪に汚れがあると炎症を引き起こす恐れがあるため、毎日のケアを丁寧に行うことが大切です。

●水分をきちんと拭き取る

お風呂やシャワー後は、タオルでこすらないよう丁寧に拭き取ります。拭き忘れがちな足趾間の水分が残らないようにしていきます。

●乾燥させないための保湿

爪は乾燥することで割れやすくなります。日常的に保湿クリームを使用し、乾燥を防ぎます。

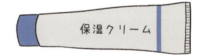

●適切な爪切り

爪を切るときは出血しないよう注意して行います。また、深く切りすぎないようにします。

フットケアの実践

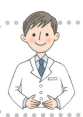
ニッパーなどを使用した爪切りや、胼胝の処置は技術が必要です。いきなり患者さんに実践するのは危険も伴うことがあるため、スタッフ同士で練習を行った上で患者さんに施行することが望ましいといえます。

➕ フットケアに必要な基本的な物品

以下の専用器具を使用していきます。

●ゾンデ

爪との境を確認したり、余分な角質や汚れを除去したりするために使用します。ゾンデは鉛筆と同じような持ち方で使用します。皮膚を傷をつけないよう小さな円を描くように使用します。

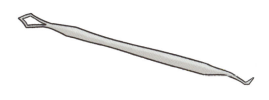

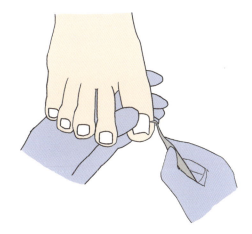

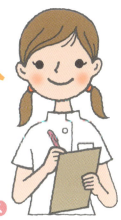

スタッフ同士の練習は知識や技術の共有になり、フットケアに取り組む職員全体のケア力の向上にもつながります。

新人ナース

●ニッパー

通常の爪切りは自分で爪を切るように作られています。ニッパーは細かな部分を切ることができるため、長さや厚みのある爪を切るときに使用します。

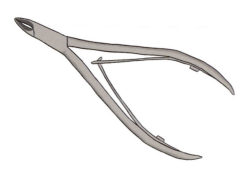
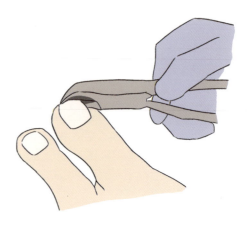

●爪やすり

長さや厚みのある爪を削るときや整えるときに使用します。いろいろな素材がありますが、ガラス製は皮膚を傷つけにくい特徴があります。ガラス製、ステンレス製のものは使用後、洗浄を行い十分乾燥させます。また、紙製のものは使用後に破棄します。

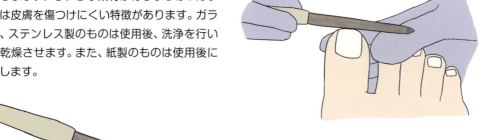
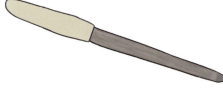

●コーンカッター

胼胝を削るときに使用します。刃はディスポーザブル（使い捨て）のものを使用し、ケアごとに交換します。

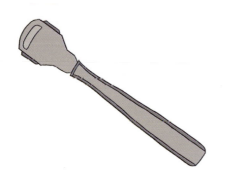
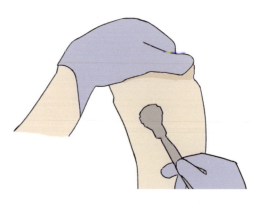

● **レデューサー（やすり）**

　足の裏、特に踵の厚くて硬い角質を削るときに使用します。

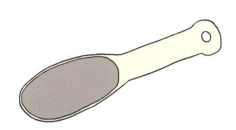 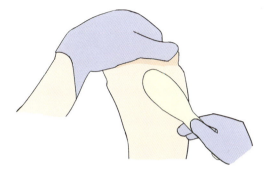

● **グラインダー**

　肥厚した爪や胼胝、鶏眼の芯、足裏の角質を削っていきます。削った爪が粉になって飛び散るので、施行者はマスクやゴーグルを使用し、飛び散らないような工夫が必要です。

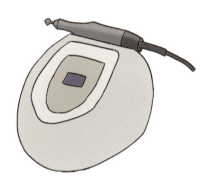 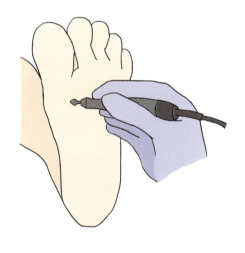

足浴の援助

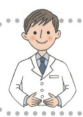

足浴の目的は、「血管拡張と血流量を増大させ循環を促進する」「皮膚の清潔を保つ」「付着している病原微生物を除去し、感染を予防する」「リラクゼーション」などがあります。

必要物品

足浴は患者さんが抵抗なく足を出せるため、この機会に観察を行います。スムーズなケアを行うためにもしっかり準備を行います。

① フットケア用のバケツや足の入る大きさの洗面器もしくはフットケア用のバケツ
② ビニール袋(なるべく厚手のもの。感染予防にバケツを覆う)
③ 湯(38℃～40℃)
④ 温度計
⑤ ひざ掛け用のバスタオル
⑥ 石鹸・ボディーソープ
⑦ 洗浄用のガーゼや柔らかいタオル
⑧ かけ湯用のピッチャー
⑨ バケツ下に敷くビニールシーツ

●ケアを行う前の準備

・必要物品の確認を行います。
・室温を調整しておきます。
・プライバシーを守るため、カーテンやスクリーンを使用します。
・ベッドの高さを調整しておきます。
・患者さんに説明を行い、同意を得ます。

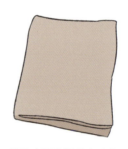
⑩ ふき取り用のタオル

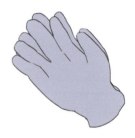
⑪ 手袋

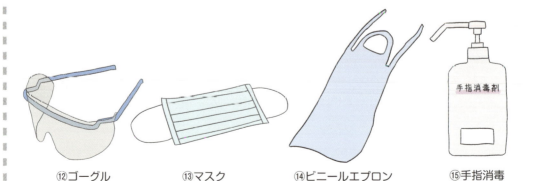
⑫ ゴーグル　　⑬ マスク　　⑭ ビニールエプロン　　⑮ 手指消毒

注意事項

糖尿病や下肢虚血のある患者さんでは、足浴を行うことで症状が悪化したり、一時的な血圧低下を引き起こしたりすることがあります。

・糖尿病による神経障害があると、熱さを訴えることがない場合があります。必ず湯の温度を確認しておきます。
・足浴時間は、皮膚温が最高値を示す10分間が適当とされています。

ケアの手順

スムーズなケアが実施できるよう進めます。

❶足をゆっくりとお湯につける

フットケア用のバケツにビニール袋をかぶせて、足首がつかる程度にお湯を張ります。お湯の温度は38℃～40℃で、入浴に比べ低めに設定します。足の感覚低下がある患者さんもいるため、お湯の温度は温度計で必ず確認します。足をゆっくりお湯につけて皮膚を柔らかくします。

> ポイント
> お湯の温度は患者さんにも触って確かめてもらいましょう。

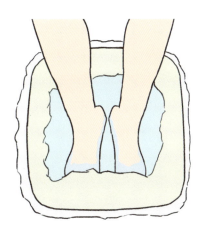

❷石鹸やボディーソープを使用して足を洗う

石鹸やボディーソープをよく泡立てて、ガーゼや柔らかいタオルで足全体を洗います。足趾間は洗い残しのないように、踵は丁寧に洗浄します。強くこすることで皮膚を傷つける危険性があるので、優しく洗います。

> ポイント
> 足趾間は白癬のできやすい部分です。足趾を十分に開いて丁寧に洗いましょう。

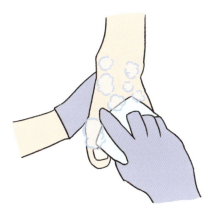

❸ **きれいなお湯でかけ湯をする**

　バケツから患者さんの足を浮かせて、ピッチャーを持たない手で支えます。ゆっくりお湯をかけ泡を十分に洗い流し、洗い残しやすすぎ残しがないように十分に流していきます。

> **ポイント**
> 足の状態を十分に観察します。爪や胼胝の状態を患者さんに伝えながら行います。

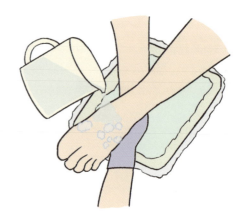

❹ **清潔なタオルでふき取り、乾燥させる**

　乾燥したタオルで、足の水分を十分にふき取ります。温まった状態の足を冷やさないよう包むようにやさしくふき取ります。

> **ポイント**
> 足趾間の水分は白癬の好条件です。白癬予防のために、しっかり水分をふき取ります。

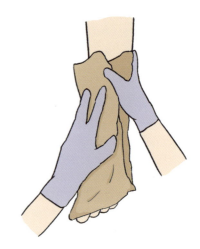

❺ **保湿を行う**

　皮膚の乾燥や角化防止のために、保湿剤を塗布します。皮膚が柔らかくなっている状態（30分以内）に塗布します。

> **ポイント**
> 皮膚に浸透しやすい状態で、保湿剤を塗り込みます。保湿ケアは毎日行うとより効果的です。

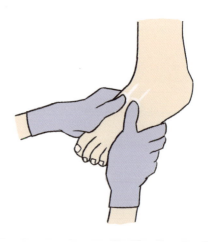

仰臥位（ぎょうがい）で行う足浴（ベッド上で行う足浴方法）

患者さんの言語や呼吸状態、皮膚の状態、表情、モニターなどを観察しながら行います。

❶ **寝具をできるだけ足元にまとめておく**

寝衣が濡れないように準備します。患者さんの両足を屈曲させ、両足が安定するように掛物で両足をくるみます。両足が安定しない患者さんの場合は固定枕を入れます。

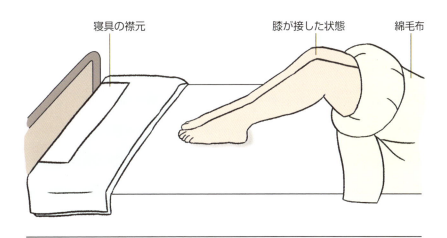

❷ **ベッドの足元に処置用シーツ、タオルを敷く**

必要物品は配置しやすいよう足元側に設置します。

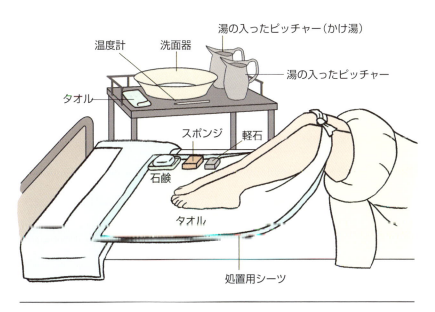

❸ **洗面器に湯を7分目程度入れ、足元に置く**
　ゆっくり湯をかけながら踵の方から静かに湯の中に入れます。

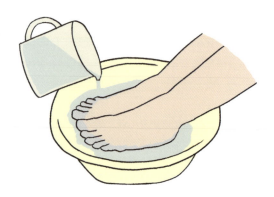

❹ **やさしく洗う**
　ウォッシュクロスに石鹸を泡立て、皮膚を傷つけないように優しく丁寧に洗います。足趾間、足底部分も忘れずに洗います。

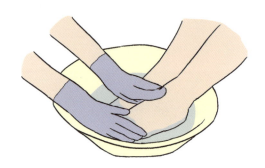

❺ **水を拭き取る**
　石鹸が残らないようにかけ湯を流したあとは、十分に水分を拭き取ります。

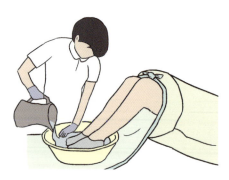
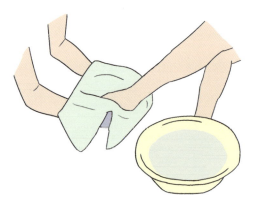

角質除去の方法

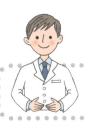
角質は無理に取り除くと皮膚が傷つくので、注意が必要です。

必要物品

角質除去は足浴や入浴後、角質が軟らかいときに行うと有効です。

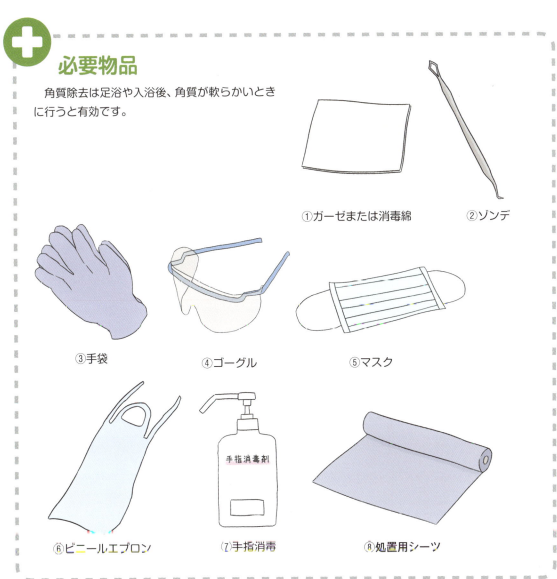

①ガーゼまたは消毒綿　②ゾンデ
③手袋　④ゴーグル　⑤マスク
⑥ビニールエプロン　⑦手指消毒　⑧処置用シーツ

ケアの手順

❶角質時除去を行いやすくするための準備

足の汚れが目立つ場合は足浴を行います。足浴を行わないときは、爪を柔らかくしてケアを行うために、濡らしたガーゼや消毒綿で爪とその周辺を軽くふき取ります。

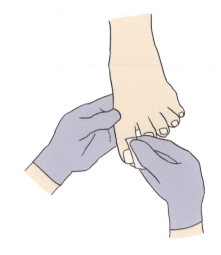

❷ゾンデを準備する

ゾンデは鉛筆を持つように持ち、ゾンデを持たない手で足趾を支えます。爪周囲の角質の状態を観察します。

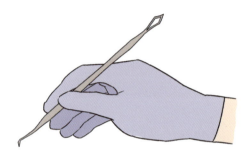

❸角質を取り除く

ゾンデで後爪郭の角質を取り除きます。きれいな爪上皮は取り除きません。

> **ポイント**
> 爪と皮膚の境目を確認して、溝をなぞるようにゾンデを動かします。皮膚を傷つけないように注意して行います。巻き爪は角質が溜まりやすいので、しっかりと除去しましょう。

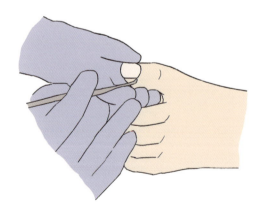

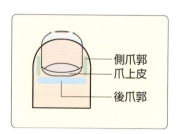

側爪郭
爪上皮
後爪郭

❹**数回に分けて角質を除去する**
　ゆっくりと爪床(そうしょう)（爪の下面が接している皮膚）と爪甲の間にゾンデを挿入して角質を取り除きます。数回に分けて足趾の形状に沿ってゾンデを動かします。

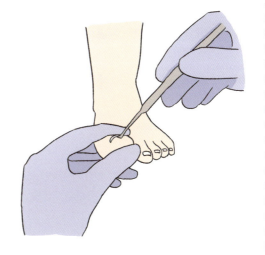

❺**角質をふき取る**
　除去した角質を、濡らしたガーゼや消毒綿できれいにふき取ります。

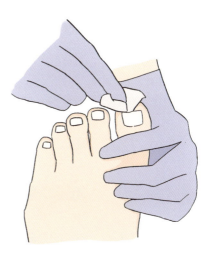

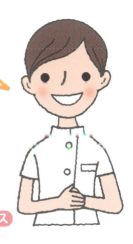

削るときにあまり一定の部分だけに集中し過ぎてしまうと出血や傷をつくってしまうので、無理に行わないようにします。

先輩ナース

爪切り

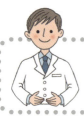
爪の切り方1つで巻き爪や陥入爪などのトラブルは改善されることがあります。安全で適切な爪切りが行えるようマスターします。

✚ 必要物品

事前に足浴を行うことで爪が軟らかくなり、ケアが行いやすくなります。

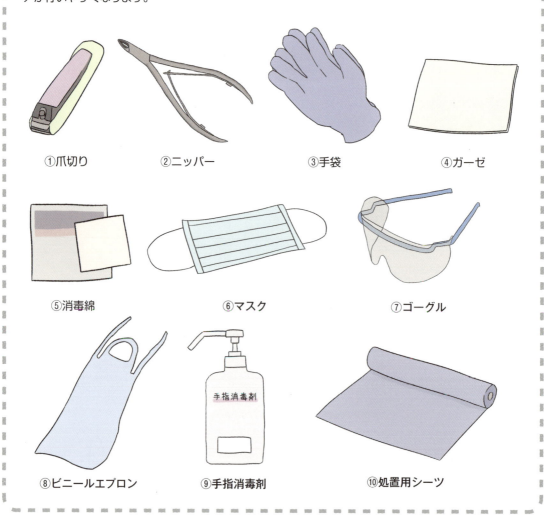

①爪切り　②ニッパー　③手袋　④ガーゼ
⑤消毒綿　⑥マスク　⑦ゴーグル
⑧ビニールエプロン　⑨手指消毒剤　⑩処置用シーツ

ケアの手順

❶爪の周囲や溝を拭く

濡らしたガーゼや消毒綿で爪周囲、爪の溝を拭きます。ニッパーを持たない手で足趾を持ち、固定。爪と皮膚の境目を確認します。

> **ポイント**
> 爪と皮膚の境目はしっかり確認します。曖昧なまま爪切りを行うと皮膚まで切ってしまいます。爪切り前に角質の除去を行うことで安全に爪切りが行えます。

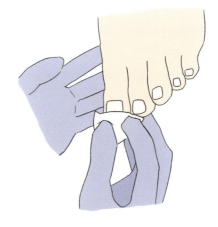

❷ニッパーを持つ

ニッパーの平らな面を患者さん側にして、握るように持ちます。

❸爪を切る

ニッパーの下刃を爪と皮膚の間に固定し、上刃だけを動かし数回に分けて少しずつ切ります。

> **ポイント**
> 足趾はしっかり開いて固定しましょう。

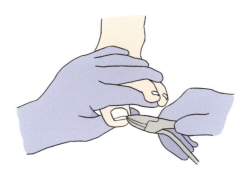

❹ニッパーの刃先を母指で押さえる

爪を切る際に爪が飛ばないように、ニッパーの刃先を軽く母指で押さえます。

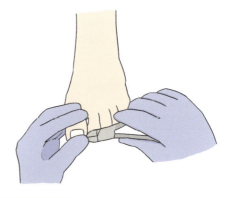

爪切りは以下の3点に注意して行います。

・深く切りすぎない
・爪のカーブに合わせて丸く切らない
・足趾の形を意識して切る

先輩ナース

❺スクエアカットに切る

爪はまっすぐに切り（スクエアカット）、両端を少しだけ切り落とすか、爪やすりを使用して丁寧に角を取り除きます。

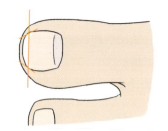

● **ふつうの爪切りを使用する場合**

一気に爪を切らないように少しずつ切っていきます。深爪や斜め切りに注意しながら実施します。また、爪の真ん中から切りはじめないように行います。

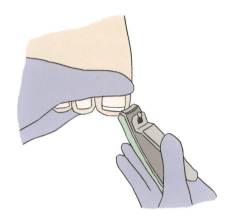

● **爪を切りすぎない**

爪の角を切りすぎることにより、巻き爪になりやすくなります。爪は一気に切らずに少しずつ切ります。また、爪の長さは指に埋もれないように、指と同じ長さに切ります。

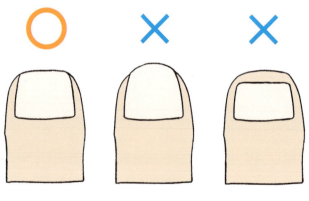

スクエアカット　　バイアスカット　　深爪

やすりがけ

爪を切ったあとは、断面が滑らかになるように「やすり」をかけていきます。

必要物品

爪切り後は爪の切り口にひっかかってしまうため、やすりを使用して整えます。

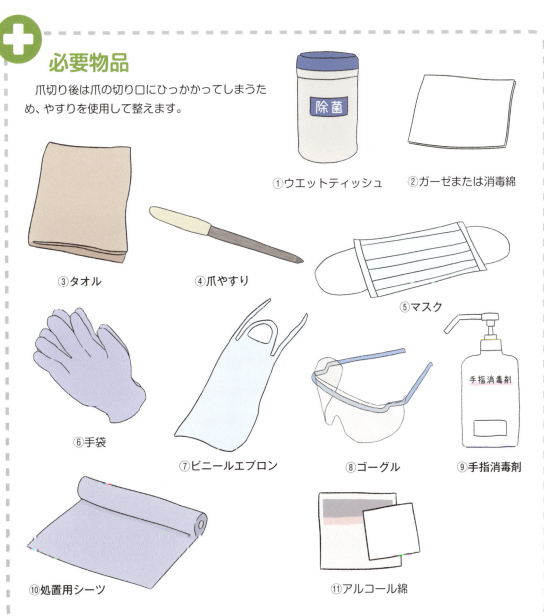

①ウエットティッシュ　②ガーゼまたは消毒綿
③タオル　④爪やすり　⑤マスク
⑥手袋　⑦ビニールエプロン　⑧ゴーグル　⑨手指消毒剤
⑩処置用シーツ　⑪アルコール綿

ケアの手順

❶爪をふき取る

　ウエットティッシュなどで爪周囲をふき取ります。爪の付け根側からつま先へ向かって、円を描くように行います。

> **ポイント**
> 爪を左右（内側と外側）に分けて丁寧にふき取りましょう。

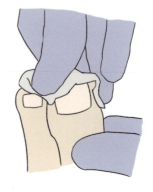

❷爪やすりを持つ

　握るようにして爪やすりを持ちます。親指を立てて力の強弱が付くように行います。

※爪切りに付属している爪やすりは削りにくいため、爪やすりを用意します。

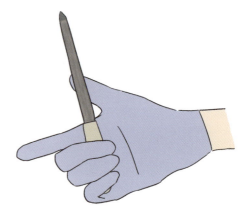

❸爪の角にやすりをかける

　爪の角を四角く切り（スクエアカット）、角にやすりをかけます。付け根から先端に向かって少しずつやすりをかけ、角を丸くしていきます。

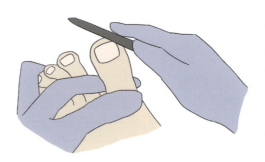

❹角以外にやすりをかける

　爪の先端中央部にやすりをかけます。外側から内側に向かって、右・左から少しずつ行います。また、爪の中央部を下から上に向かってやすりを動かします。

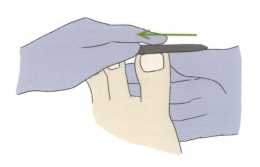

> **ポイント**
> 爪やすりでこまめに削ることで、爪切りの代わりになります。皮膚の損傷リスクがある患者さん（足が見えにくい、末梢神経障害）に有効です。

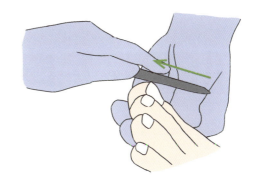

- **爪の引っかかりを確認する**
  指先で爪の形や丸み、引っかからないか確認します。

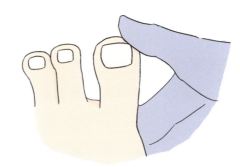

- **拭き取りを行う**
  やすりがけによって出た爪の粉をガーゼもしくはアルコール綿で拭き取ります。

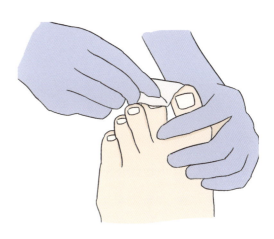

7 フットケアの実際

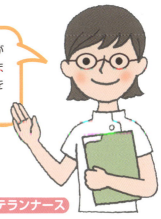

> 靴下を履いたり脱いだりする際に爪が引っかかり割れてしまうことがあります。爪切り後は、やすりを使用し断面を整えておくことが大切です。
>
> ベテランナース

爪白癬、足白癬のフットケア

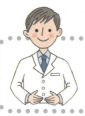
白癬菌による感染は、頭皮、手指、手掌、陰部、皮膚接触部、足部、爪など、様々な場所に発生します。

必要物品

毎日足浴を行っていく必要があるため、患者さん専用の物品を準備しておきます。

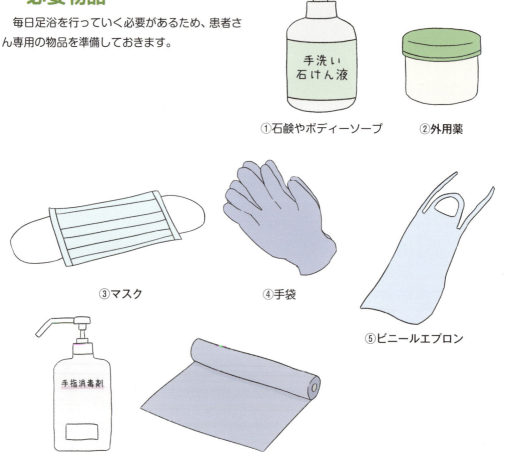

①石鹸やボディーソープ　②外用薬　③マスク　④手袋　⑤ビニールエプロン　⑥手指消毒剤　⑦処置用シーツ

ケアの手順

一般的な足浴方法に準じて実施します。

❶足の状態を観察する

患者さんと一緒に足の観察をする。足病変の既往や現在行っているケアを確認します。

爪白癬や白癬と診断されている場合は、処方されている外用薬について確認します。

❷足浴後に外用薬（抗真菌薬）を塗布する

十分に足浴を行い、足の保清と皮膚を柔らかくします。足趾に白癬があるときは足底部方面から足先に向かって、外用薬をなるべく広範囲に塗布します。

爪白癬は爪と皮膚の間に外用薬が届くように塗り込みます。

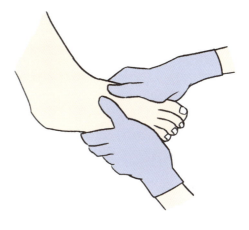

> **ポイント**
> 外用薬の目安は片足で0.5ｇ程度です。1日1回は塗るように指導します。入浴後が適しています。

❸軟膏を塗布する

乾燥や亀裂がひどい箇所には5％サリチル酸ワセリン軟膏を塗布します。

> **ポイント**
> 保湿のための軟膏は、白癬のある場所（足先ならば足趾間）には塗布しないようにします。

❹ケア後の感想を確認する

看護師が施行したケアでの足の変化を確認します。

> **ポイント**
> ケアをすることで足に改善が見られること、ケアを継続することが必要であることを伝えます。

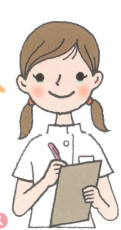

新人ナース: 白癬菌は患者さんの足から落屑した皮膚と一緒にたくさん散布されてしまうため、バスマットやタオル、スリッパなどは共有せず、専用のものを使用します。

胼胝（べんち）のケア

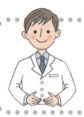
長期間一定の部分を圧迫することで角質が増生したものを胼胝と呼びます。特に関節部分に発生しやすいとされています。また、自分の足に合わない靴の圧迫によっても胼胝は形成されます。

➕ 必要物品

できた胼胝は早期に処置します。放置してしまうと潰瘍の原因になったり、痛みをかばうように歩行したりすることがあります。

胼胝の処理はたいへん危険なので、自分で行わないように指導します。

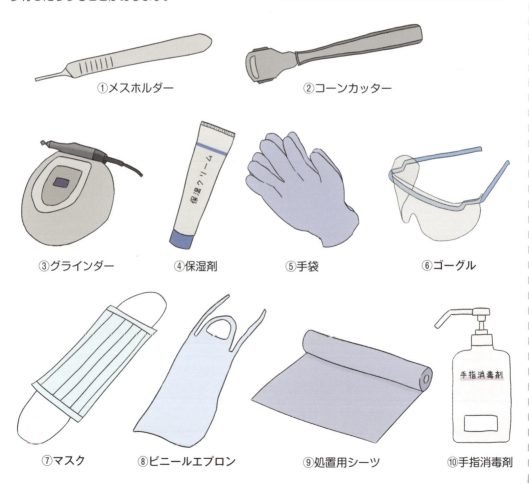

①メスホルダー　②コーンカッター　③グラインダー　④保湿剤　⑤手袋　⑥ゴーグル　⑦マスク　⑧ビニールエプロン　⑨処置用シーツ　⑩手指消毒剤

ケアの手順

❶足の観察をする

　足の循環状態（冷感、色調、足背動脈の触知）、胼胝周囲の炎症（発赤、腫脹、熱感、疼痛）の有無を確認します。

❷角質を削る

　細かい胼胝や胼胝周辺が隆起している時は、メスやカミソリを使用して角質を削ります。

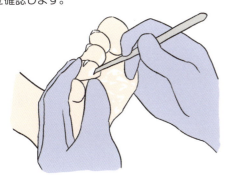
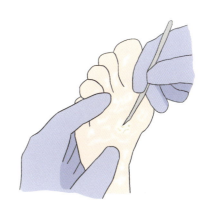

❸コーンカッターで削る

　広範囲の胼胝はコーンカッターを使用します。硬く黄色くなった角質部分を、胼胝周辺の皮膚と同じ高さになるよう削ります（平坦にする）。削ったあとに、胼胝下出血の有無を確認します。

> **ポイント**
> コーンカッターは一方向からではなく、多方向から動かして削ります。皮膚をつまんだり、胼胝部分を持ち上げたりして角度をつけると削りやすくなります。

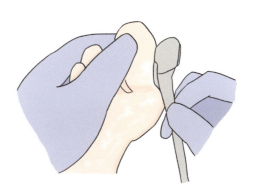

❹グラインダーで研磨する

　削った胼胝の辺縁部をグラインダーで研磨し、皮膚を滑らかにします。

> **ポイント**
> 長く胼胝形成されていると、胼胝周辺に圧痛が生じることがあります。グラインダーで境目を研磨することで圧痛の軽減につながります。

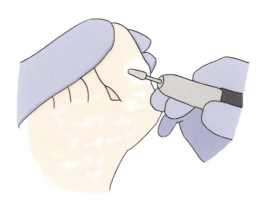

❺保湿剤の塗布する

　保湿剤を十分に塗布します。

> **ポイント**
> 入浴後皮膚が柔らかくなるので、軟膏は入浴後に塗布するよう指導します。

鶏眼のケア
けいがん

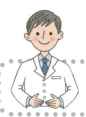
角質が内部に発生します。鶏眼は芯があることが特徴です。
けいがん

➕ 必要物品

足浴や入浴したあと、角質が軟らかくなってから行うとスムーズです。

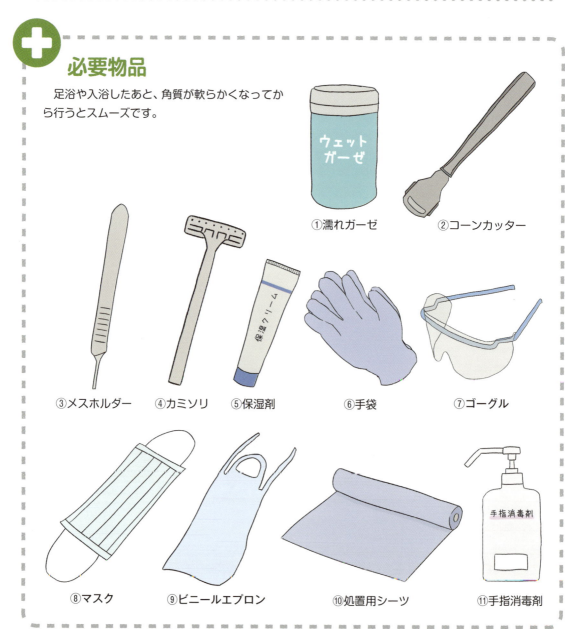

①濡れガーゼ　②コーンカッター　③メスホルダー　④カミソリ　⑤保湿剤　⑥手袋　⑦ゴーグル　⑧マスク　⑨ビニールエプロン　⑩処置用シーツ　⑪手指消毒剤

ケアの手順

❶足を観察する

足の循環動態（冷感、色調、足背動脈の触知）、鶏眼周囲の炎症（発赤、腫脹、熱感、疼痛）の有無を確認します。

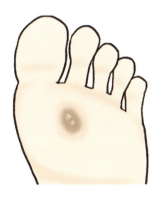

❷角質を柔らかくした後に削る

濡れたガーゼで鶏眼部分をふき取り角質を柔らかくします。その後にコーンカッターやメス、カミソリを使用して角質を削ります。コーンカッターは上下に動かして徐々に薄く削るようにします。

鶏眼の芯は深いこともあるため、無理に取り除こうとせず、突出した角質部分を削り取ります。

> **ポイント**
> 鶏眼を一気に削ろうとすると出血の危険性があります。鶏眼の芯が深い場合は皮膚科受診をすすめます。

❸保湿剤を塗布する

削ったあとの皮膚を観察し、保湿剤の塗布を行います。

> **ポイント**
> 鶏眼を削ったあと、角質中央部が茶色に変化していることがあります。ここを深く削ってしまうと出血し、感染を起こす可能性があるため、無理に削り取りません。

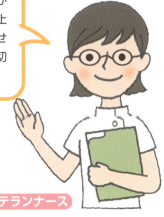

> 何らかの理由で一定部位にくり返し圧迫刺激が加わることで、角質が厚くなり、鶏眼の芯ができ上がります。サイズの合わない靴によって発生させる場合があるため、靴を見直してみることも大切です。
>
> ベテランナース

巻き爪のケア

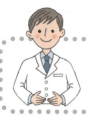
巻き爪の多くは、爪の切り方に問題があります。正しい切り方をマスターしていくことで予防することが可能です。

✚ 必要物品

ケアを行う前に、足浴や入浴など、もしくは濡れガーゼを使用し、爪を軟らかくしておきます。

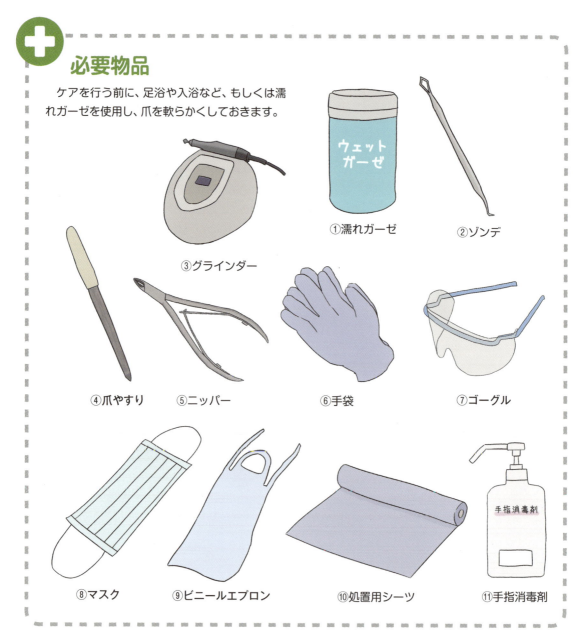

①濡れガーゼ　②ゾンデ　③グラインダー　④爪やすり　⑤ニッパー　⑥手袋　⑦ゴーグル　⑧マスク　⑨ビニールエプロン　⑩処置用シーツ　⑪手指消毒剤

肥厚した巻き爪のケア

❶足を観察する

　足の循環動態（冷感、色調、足背動脈の触知）、巻き爪周辺の炎症（発赤、腫脹、熱感、疼痛）の有無を確認します。爪の周囲に炎症がないことを確認し、ケアを実施します。

> **ポイント**
> 爪の下と皮膚の間に溜まった角質を除去すると、爪と皮膚の境目がはっきりします。安全に爪切りを施行するために、しっかり角質除去をします。また、爪の両端の角質を取り除くことで爪周囲炎の予防になります。

❷角質を取り除く

　ゾンデを使用して爪の下や、爪の溝に溜まった角質を除去します。

❸爪を研磨する

　グラインダーを使用して爪を研磨し、薄くします。仕上げに爪やすりを使用して、爪の先端を滑らかに仕上げます。

> **ポイント**
> 爪が厚いと靴を履いた際に圧迫され、爪甲下に潰瘍を形成することがあります。爪を薄くすることで圧迫の軽減になります。

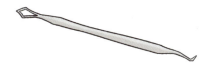

強度に湾曲した巻き爪のケア

　湾曲が強い巻き爪は慎重に行う必要があります。以下の方法を見ましょう。

❶足を観察する

　足の循環動態（冷感、色調、足背動脈の触知）、巻き爪周辺の炎症（発赤、腫脹、熱感、疼痛）の有無を確認します。

　爪の周囲に炎症がないことを確認して、ケアを始めます。

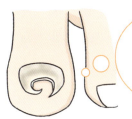

巻き爪の治療には、ワイヤーを用いた爪の矯正、手術療法などを行います。

❷ニッパーを使用し爪を切る

　足趾の先端より極端に爪が伸びている場合は、爪切りを行います（積極的に爪切りを行う必要はありません）。爪割れを防ぐために濡れたガーゼなどで爪を湿らせておきます。

> **ポイント**
> 一度に切ると爪が割れやすいので、爪の形状に沿って、ニッパーの刃を爪に水平にして少しずつ切っていきます。爪が足趾の高さになる程度まで切ります。

❸角質を取り除く

　ゾンデを使用して爪の下や、爪の溝に溜まった角質を除去します。

　爪切りあとは角質の除去がしやすくなっているので、十分に取り除きます。

> **ポイント**
> 強度に湾曲した巻き爪は、爪切り前に角質を除去するのは困難です。爪切り後に角質を除去します。

巻き爪の処置

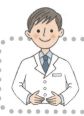

テーピングを使用することで痛みを軽減することができます。簡単かつ効果的な方法です。

➕ 必要物品

テーピングには伸縮するタイプの弾性絆創膏を準備します。

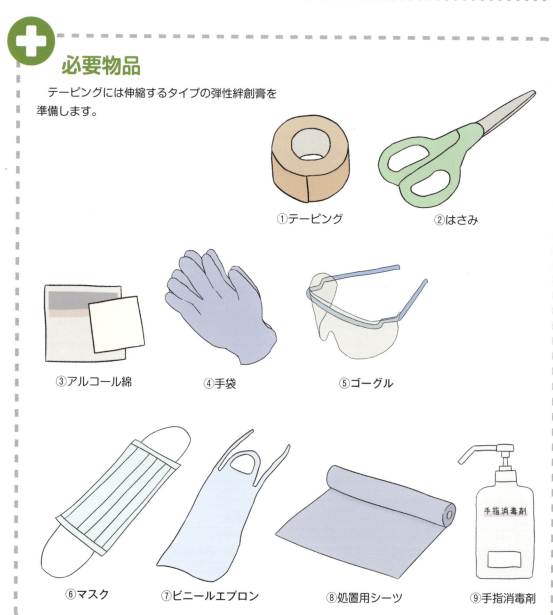

①テーピング　②はさみ　③アルコール綿　④手袋　⑤ゴーグル　⑥マスク　⑦ビニールエプロン　⑧処置用シーツ　⑨手指消毒剤

テーピング法

テーピングの処置により痛みが軽減し、爪を十分に伸ばすことができます。

❶爪の状態や炎症などの確認を行います。

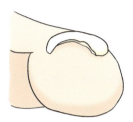

❷約2.5cm幅のテーピングを約5〜6cmの長さでカットします。

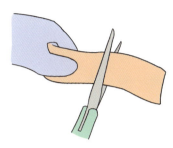

❸テーピングを巻く前に、アルコール綿で足趾を拭きます。

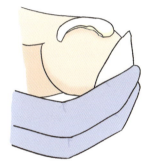

❹爪のテーピングを引っ張りながら、指の腹を通して反対側に回しらせん状に貼ります。

❺テーピングを斜めにけん引するような形にします。回してきたテーピングを指の斜め上に巻き付けます。この際、テーピングを強く引っ張りすぎないようにします。爪の両側に症状がある場合は、反対側も同じように巻きます。

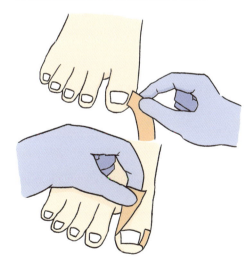
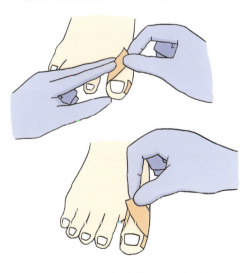

巻き爪や陥入爪のおもな原因は、爪の切り方にあります。そのため、正しい爪の切り方を行うことで、多くの巻き爪や陥入爪を防ぐことができます。痛みや炎症が出現している場合には、まずフットケアを行い、テーピング法で症状を和らげます。

先輩ナース

column
巻き爪のケアは自分でできる？

　巻き爪は「間違った爪切り」「足趾への過剰な力（外反母趾など）」「足趾に力がかからない（歩きかた・寝たきりなど）」ことが原因といわれています。巻き爪は痛みが生じます。歩行時に痛みが増すこともあり、姿勢や歩き方が悪くなる原因になります。

　巻き爪にならないために行うセルフケアは大きく3つ、「正しい爪切り」「足に合った靴選び」「テーピング」があります。テーピングはテープを使用して、爪と皮膚に隙間を作り圧迫を解除することで爪の食い込みが軽減され痛みが和らぎます。その方法は、皮膚を爪から引きはがすようにテープで引っ張る手軽さがありますが、十分な治療とは必ずしもいえません。痛みが続く場合には医療機関の受診＊が必要です。

● **炎症がない場合**
・クリップ法：クリップを爪に装着し爪の形を矯正します。
・ワイヤー法：爪の先端に穴をあけてワイヤーを通し爪の形を矯正します。

● **炎症がある場合**
・ガター法：爪の端と皮膚間に柔らかいチューブを差し込み、皮膚の炎症を改善させます。

　巻き爪のケアは様々な方法がありますが、自己判断で行うのではなく、指導のもとで行うことが大切です。

＊…**医療機関の受診**　医療機関で巻き爪の処置は「矯正」がある。

陥入爪のケア

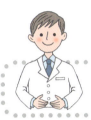

爪が組織に食い込んだことで炎症を起こしたものを陥入爪といいます。

必要物品

患者さんは痛みによる恐怖心を持っているため、注意しながら行います。

①微温湯（シャワーなど）　②不織布
③手袋　④マスク
⑤石鹸・ボディーソープ　⑥ゾンデ　⑦ガーゼ
⑧ゴーグル　⑨ビニールエプロン　⑩処置用シーツ　⑪手指消毒剤

ケアの手順

❶足を観察する

陥入爪は患者さんに痛みを伴っていることが多いため、触れる際には声掛けをしっかり行いながら、恐怖心を和らげます。

感染の有無や程度（発赤、腫脹、熱感、滲出液の色や臭い）を確認します。

❷患部の洗浄

よく泡立てた石鹸などで患部を優しく洗浄します。こすらず、なぞるように優しく洗います。その後、微温湯をかけて泡を洗い流します。

> **ポイント**
> 石鹸での洗浄で汚れや浸出液、付着物を取り除きます。微温湯で流すだけでは不十分です。

❸不織布を挿入する

洗浄後は水分をしっかりふき取ります。爪の両端の圧迫を和らげるため、小さく切った不織布をゾンデで、爪と皮膚の間に挿入していきます。

爪が伸びている場合はニッパーを使用して、足趾と同じ高さまで爪を切ります。

> **ポイント**
> 爪の両端の圧迫を解除することで、痛みや炎症を和らげます。

❹保護と自宅でのケア

患部をガーゼで保護します。患部に湿度がこもらないようフィルム材などは使用せず、患者さんには、自宅で足の洗浄を継続してもらえるように指導を行います。

> **ポイント**
> 炎症を伴い痛みも生じている可能性が高いので、足を触ることに恐怖を感じている患者さんもいます。ケアの継続とケア方法を指導することは重要です。

---

1 FTU（1フィンガーチップユニット）

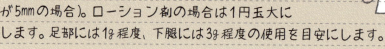

「1FTU」は、ステロイド外用剤や保湿剤などを使用する際の目安として推奨されています。軟膏の場合、FTUは大人の人差し指の一番先から第1関節に乗る量で、約0.5gに相当します（チューブ口直径が5mmの場合）。ローション剤の場合は1円玉大にします。足部には1g程度、下腿には3g程度の使用を目安にします。

• 塗り方のポイント
① 手をきれいに洗います。
② 強くすりこんでしまうと皮膚を傷つけてしまう場合があるため、やさしく塗り広げます。
③ 足裏など皮膚が厚い部位では、入浴直後の、皮膚が柔らかくなった状態で塗ると、薬の吸収が良くなり効果的です。

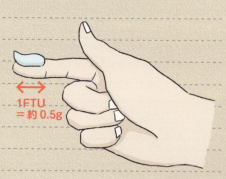

1FTU ＝ 約0.5g

薬剤、保湿剤の塗り方

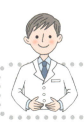

薬剤、保湿剤の効果的な塗り方をマスターします。

➕ 薬剤、保湿剤の塗り方

　薬効を得るために決められた用法・用量を守って塗布します。

　薬剤の塗り方は、基本的にこすらずに薄く塗布します。薬剤をすり込むことで刺激となり患部を悪化させてしまう場合があります。皮溝に沿って軽く塗り伸ばしていくようにします。また、処方された薬剤によっては塗り方が異なる場合があります。

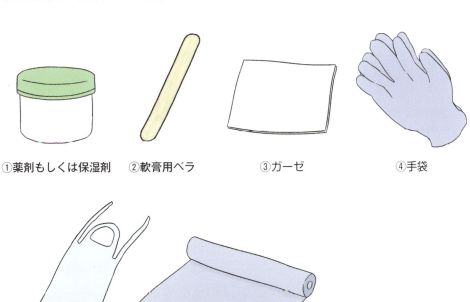

①薬剤もしくは保湿剤　②軟膏用ベラ　③ガーゼ　④手袋

⑤ビニールエプロン　⑥処置用シーツ

保湿剤の塗り方

❶保湿剤を足に置く

保湿剤を足全体に少量ずつ置く。手に残った保湿剤は手のひらを合わせ、全体になじませます。

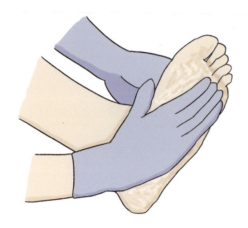

❷保湿剤を足全体に塗布する

手で足を包み温めながら、足に置いた軟膏を塗り伸ばします。内側から外側に向かって塗り込んでいきます。

> **ポイント**
> 保湿剤は入浴後10分以内に塗布すると、効果的に浸透するといわれています。

❸保湿剤を足趾、踵に塗布する

足趾は1本ずつ丁寧に塗り込みますが、足趾間には塗布はしません。足底部は内側から外側に塗り込みます。踵は手のひらで包み、手のひらを踵にすり合わせるようにして塗り込んでいきます。

> **ポイント**
> 足趾間は白癬菌の温床になりやすいです。白癬菌は高温・多湿を好むため、保湿剤は塗布しません。皮膚が光る程度まで塗布すると、適度に保湿されているサインといえます。

クリームを塗ったあと、ふやけて浮いている皮膚を無理にはがさないように注意します。

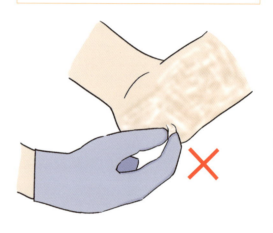

保湿ケアは1日3～4回行うのが望ましいですが、入浴後1日1回でも毎日行うことが大切です。

新人ナース

糖尿病の基礎知識

糖尿病があると足病変を発症するリスクはとても高いといえます。
そのため、糖尿病の基本的な知識を身に付けておく必要があります。

糖尿病の基礎

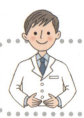

足のトラブルの理由には、「糖尿病」による合併症が大きな原因です。糖尿病についての基礎知識を学んでいきます。

糖尿病とは

糖尿病には1型と2型があります。遺伝や生活習慣が原因で発生する糖尿病は「2型糖尿病」です。

- 1型糖尿病：膵臓のランゲルハンス島β細胞が破壊され、インスリンがほとんど分泌できなくなるものです。子供や若い人に多く見られます。インスリン注射を使用します。

- 2型糖尿病：インスリンの分泌量が不足したり、働きが悪くなったりします。遺伝や生活習慣が関わり、中高年以降の発症が多くみられます。

2型糖尿病（以下糖尿病）は、インスリンの量が不足したり、働きが弱くなったりすることで血中のブドウ糖（血糖値）が正常より高くなり、高血糖状態が続く病気です。

血糖値が高いまま放置すると、徐々に全身の血管や神経が障害され合併症を引きおこします。

●インスリン分泌と血糖値

膵臓から分泌されるインスリンの働きによって、体内の血糖値が正常に保たれる仕組みがあります。食事を摂取し血糖値が上昇すると、膵臓のランゲルハンス島のβ細胞からインスリンが分泌されます。膵臓のβ細胞から分泌されたインスリンは、肝臓、骨格筋、脂肪組織などに作用してグルコース（ブドウ糖）の取り込みを増大させ、解糖系を活性化します。これがインスリンの作用です。

肝臓、骨格筋、脂肪組織でインスリンに対する感受性が低下する状態を**インスリン抵抗性**といいます。インスリンの分泌と抵抗性のバランスが保たれていれば、血糖の代謝は正常に働きます。

糖尿病になりやすい人

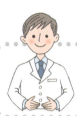

糖尿病は遺伝的な体質に、環境要因が加わり発症するといわれています。環境要因は食べ過ぎ、運動不足、肥満、ストレスなどによる生活習慣です。

糖尿病の症状とは？

高血糖が続くと様々な症状が出現するといわれています。しかし、初期の状態では無症状で自覚症状はなく、合併症を引き起こす恐れがある状態になって、初めて自覚症状が出現することも少なくありません。

●高血糖に伴う主な症状
・のどが渇く（口渇が渇く）
・水分の摂取量が増える（多飲）
・トイレが近くなる（頻尿）
・尿の量が増える（多尿）
・疲れやすくなる
・すぐにおなかがすく
・体重が減少する

▼2型糖尿病の成因と特徴

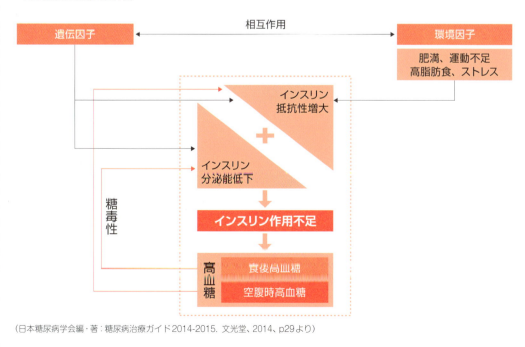

（日本糖尿病学会編・著：糖尿病治療ガイド2014-2015. 文光堂、2014、p29より）

3大合併症

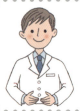

糖尿病には「神経障害」「網膜症」「腎症」があり、これらは3大合併症と呼びます。初期では自覚症状が出現せず、症状が出たころには進行しているといわれています。合併症の進行に伴い、様々な症状が生じ、日常生活にも影響が出ます。

糖尿病の合併症とは

糖尿病は「3大合併症」を引き起こします。3大合併症は**糖尿病神経障害、糖尿病網膜症、糖尿病腎症**です。慢性合併症は、血管の障害によって生じ、細小血管症と大血管症に分けられます。糖尿病の合併症は「細い血管に見られる障害（細小血管障害）」と「大きな血管に見られる障害（大血管障害）」に大きく分けられます。血管が障害されることで、様々な臓器に影響が生じます。

●細小血管症（3大合併症）

神経障害、網膜症、腎症は代謝異常によって小血管や末梢神経が傷つくことで起こります。高血糖状態が長期間続くと、血管内腔が細くなり、血管に様々な変化が起こり障害を引き起こします。

●大血管症（動脈硬化性疾患）

心筋梗塞・狭心症の虚血性心疾患、脳梗塞・脳出血の脳血管障害、足の壊疽・潰瘍を伴う閉塞性動脈硬化症などは、比較的太い血管の動脈硬化によって起こります。大血管症は高血圧、脂質異常症、肥満、喫煙が影響し、糖尿病特有のものではありませんが、糖尿病患者の大血管症発症率は非糖尿病患者の3〜5倍といわれています。

自覚症状がないからといって、高血糖状態を放置するとやがて合併症の発症につながります。糖尿病の怖さはこのためです。糖尿病に罹患している期間が長いほど3大合併症になる危険性は高まります。早い段階から血糖コントロールを行うことで、合併症の予防や糖尿病の進行を遅らせることが可能です。

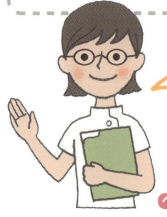

近年、HbA1c値が低くても日中の血糖変動が大きい場合、大血管症に進展しやすいと考えられています。

ベテランナース

糖尿病の診断方法

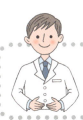

糖尿病の判定は、血液検査によって行います。血液検査では血糖値、HbA1cなどを調べます。

糖尿病の判定

糖尿病と診断される場合は以下のとおりです。

- HbA1cと血糖値がいずれも「糖尿病型」
- 血糖値を2回測定していずれも「糖尿病型」
- 血糖値が「糖尿病型」で「糖尿病の典型的な症状（口渇・多飲・多尿・体重減少など）」や、確実な「糖尿病網膜症」がある

HbA1cと血糖値を同時に検査することで、1回の検査で糖尿病の診断が可能です。

▼糖尿病の臨床診断のフローチャート

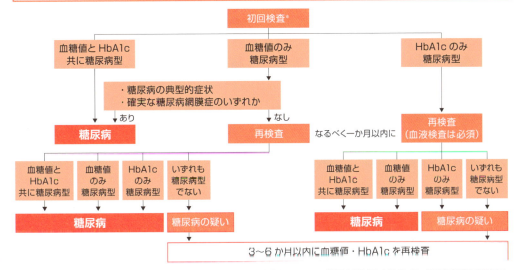

＊糖尿病が疑われる場合は、血糖値と同時にHbA1cを測定する。同日に血糖値とHbA1cが糖尿病型を示した場合には、初見検査だけで糖尿病と診断する。

（日本糖尿病学会編・著：糖尿病治療ガイド2014-2015. 文光堂、2014、p20より）

血糖コントロールの指標

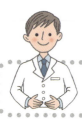

糖尿病の治療は、血糖コントロールを良好に保つことが目標です。

血糖コントロールの目標

血糖値は、血液中のブドウ糖の濃度です。血液1dL中にブドウ糖が何mg含まれているかという数値で示します。なかでもHbA1cは過去1〜2か月の平均血糖値の指標となっています。血糖は一定の値を保っているのではなく、食事や運動、ストレスなど様々な要因により変動しています。とくに糖尿病を持つ患者さんは変動の幅が大きいと言われています。

▼血糖コントロール目標

血糖コントロール目標値* (HbA1c)		
血糖正常化を目指す場合 6.0％未満	合併症予防の場合 7.0％未満	治療強化が困難な場合 8.0％未満
適切な食事療法や運動療法だけで達成可能な場合、または薬物療法中でも低血糖などの副作用がなく、達成可能な場合の目標とします。	合併症予防の観点から、HbA1cの目標値を7％未満とします。対応する血糖値としては、空腹時血糖値130mg/dL未満、食後2時間血糖値180mg/dL未満をおおよその目安とします。	低血糖などの副作用、その他の理由で治療の強化が難しい場合の目標とします。

治療目標は年齢、罹病期間、臓器障害、低血糖の危険性、サポート体制などを考慮して、個別に設定します。

＊**血糖コントロール目標値** いずれも成人に対しての目標値。また妊娠例は除く。

HbA1cとは？

　糖尿病の治療で重要なのは、日々の血糖値をコントロールすることです。
　HbA1cは赤血球中のヘモグロビン分子（αとβの2種類のグロビン鎖を2対持つ）のβ鎖N末端のバリン（アミノ酸）にグルコースが非酵素的に結合したものをいいます。
　HbA1cは過去1～2か月の平均血糖値の指標となります。直近の食事を制限しても値は低下しません。

血糖正常化を目指す際の目標値　：HbA1c　6.0%未満
合併症予防のための目標値　　　：HbA1c　7.0%未満
治療強化が困難な際の目標値　　：HbA1c　8.0%未満

　HbA1cの値が糖尿病のどのような状態を意味しているのか、理解することが重要です。

早期インスリン療法について

　インスリン療法は健康な人と同じようにインスリン分泌パターンを再現できる治療法です。近年、インスリンの早期導入により膵β細胞機能を回復させ、インスリンが離脱したあとも安定した血糖コントロールが可能といわれています。ただ、インスリンの早期導入には難色を示す患者さんが多く、「インスリン注射を始めたら一生やめることができない」という誤解があります。インスリンを早期に導入し、回復が期待できる場合には、治療の選択肢が広がること、それにより長期に渡り血糖コントロールが良好になる可能性があることを含め説明していくことが大切です。

糖尿病治療について

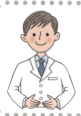
糖尿病治療の目的は高血糖が引き起こす様々な合併症を予防し、糖尿病悪化を防ぐことです。インスリンの作用不足を改善し、血糖値をできるだけ正常に近づけなくてはなりません。治療の基本は「食事療法」「運動療法」「薬物療法」の3つです。なかでも食事療法は糖尿病治療の土台となります。

食事療法

糖尿病は食事から摂取した栄養が変化したブドウ糖が、血中に多くなってしまう疾患です。食事量や栄養素の配分を調節することで、血糖をコントロールすることが可能になります。また、適切な食事はインスリンの作用不足を改善する効果が期待できます。運動療法や薬物療法を行う際にも、食事療法は必ず行います。

ポイント1
適切なエネルギー量を知り、摂りすぎに注意する

1日に必要なエネルギー量に見合った摂取量を守ることが大切です。適切な摂取量は患者さんによって異なり、主治医の指示を仰ぎます。

ポイント2
目標は1日30品目以上

指示されたエネルギー内で、炭水化物・たんぱく質・脂質のバランスをとりましょう。加え、適量のビタミン、ミネラル、食物繊維を摂取します。

ポイント3
食事は1日3回、規則正しくとる

不規則な食事は血糖値の変動を大きくし、膵臓に負担をかけます。食事は規則正しく、ゆっくりよく噛んで摂取します。

エネルギーの摂取量 ＝ ①標準体重（kg） × ②身体活動量

①標準体重（kg）＝身長（m）×身長（m）×22
②標準体重1kgあたりの身体活動量の目安
　・軽労作（デスクワーク主体、主婦など）…25〜30kcal
　・ふつうの労作（立ち仕事が多い職業）…30〜35kcal
　・重い労作（力仕事が多い職業）…35kcal〜

運動療法

　運動療法は糖尿病の様々な症状を改善し、さらに動脈硬化の予防の点でも効果があります。しかし、進行した合併症がある場合は運動によって病状を悪化させてしまうことがあります。運動療法を行う際には主治医と相談し、自分に合った運動と運動量を決定する必要があります。決して無理をせず自分の体と相談しながら適切な運動量を継続することが大切です。

ポイント1
運動前に主治医と相談

　どのような運動をどの程度すればよいかは患者さんによって異なります。運動を始める前に主治医と相談することが重要です。

ポイント2
有酸素運動でエネルギー消費

　有酸素運動（散歩、水泳、ジョギングなど）で、エネルギーを確実に消費します。
　有酸素運動は、持続して運動するときに必要な筋肉を使用した運動で、脂肪を燃焼させる効果があります。少し汗ばむ程度の運動で20分以上、週に3～5回、食後1～2時間に行うと効果的です。

ポイント3
無理せず、適切な運動

　運動療法は継続できることが重要です。適切な運動量を無理なく行うことで、継続につながります。

薬物療法

　食事療法と運動療法を行っても、血糖コントロールが不十分な場合、薬物療法を併用します。薬物療法には内服薬とインスリン注射があります。従来は内服の効果があまり見られないときにインスリン注射を使用していました。しかし、近年では早い時期からインスリン注射を使用して、血糖コントロールを良好に保つ方法も積極的に行われています。インスリン注射と内服を併用したり、インスリン注射から内服に変更する場合もあります。

8 糖尿病の基礎知識

> 1日の適正な必要エネルギー量の計算があるんですね。

患者男性

糖尿病治療薬の作用

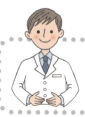

糖尿病治療薬が次々と登場し、血糖管理のエビデンスも明らかになるとともに、糖尿病の治療も変化し続けています。

糖尿病薬を知ろう

糖尿病の薬はインスリンの作用不足を改善し、糖の吸収や排泄に働くことで血糖値を下げる作用があります。その他にもインスリン分泌量を高める作用、インスリン抵抗性を改善する作用の薬があります。インスリン注射は不足したインスリンを外部から補います。

また、症状に合わせて内服を併用したり、インスリン注射と内服を組み合わせたり、使用方法は患者さんごとに異なります。自分が使用している薬の作用や特徴を理解して、内服や注射を忘れないよう、自己管理が必要です。

● 糖尿病治療薬の作用機序

薬によって作用機序が異なります。薬の特徴を知ることで内服時に何を注意するべきなのかがわかります。

● 腎臓から尿へブドウ糖を排泄する

・SGLT2　阻害薬

● 筋肉などで出現しているインスリン抵抗性を改善する

・インスリン抵抗性改善薬
・ビグアナイド（BG）薬

BG薬は、インスリン抵抗性の改善だけでなく、肝臓におけるブドウ糖の再合成（糖新生）も抑制します。

● インスリンを分泌させる

・スルホニル尿素（SU）薬
・速効型インスリン分泌促進薬（グリニド薬）
・DPP-4　阻害薬

● 糖質の吸収スピードをゆっくりさせ、食後の高血糖を改善

・α-グルコシダーゼ阻害薬

● インスリンを外部から補う

・超速攻型インスリン注射薬
・速攻型インスリン注射薬
・中間型インスリン注射薬
・混合型インスリン注射薬
・持効型インスリン注射薬

● 薬物療法時の注意

糖尿病治療薬を使用するにあたり、注意する点がいくつかあります。低血糖の対処などを理解していないと自分で対処することができません。内服やインスリン注射を指導するときに、必ず患者さんに低血糖の対応を説明します。

低血糖時の対応

砂糖（飴）や清涼飲料水を携帯し、低血糖症状が出現したら速やかに摂取します。

α-グルコシダーゼ阻害薬を服用している場合は、砂糖ではなくブドウ糖を摂取します。

砂糖やブドウ糖以外の食品も血糖値を上昇させますが、低血糖症状出現時はすぐに血糖値を上昇させる必要があります。分解に時間のかかる多糖類ではなく、分解の必要がなく、すぐに吸収される単糖類を摂取するため、砂糖やブドウ糖が適しています。

ポイント1
低血糖症状を知る

薬の副作用により血糖値が70mg/dl以下になると、低血糖の兆候や症状が出現する場合があります。症状の出現には個人差がありますが、低血糖症状出現時は速やかに砂糖やブドウ糖の摂取をし、対処します。

● 低血糖の主な症状

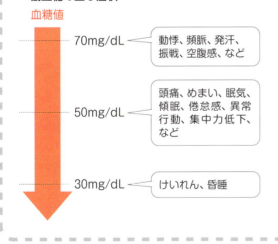

ポイント2
勝手に薬物を中断しない

糖尿病治療薬は、内服、インスリン注射共に自己判断で勝手に中止をしてはいけません。薬を突然中止すると、高血糖による意識障害や昏睡を招くことがあります。また、風邪など病気の際には、体にストレスがかかりふだんより多くのインスリンが必要となり、高血糖を招くことがあります。

ポイント3
主治医に相談

薬物療法でわからないことがあったら、自己判断をせずに主治医に相談します。

糖尿病との付き合い方

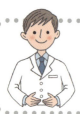

患者さんが前向きに治療に取り組むことができるような関わりが重要です。合併症を起こさない、もしくは現在の合併症を悪化させないためにも糖尿病とうまく付き合っていく必要があります。

セルフケアを支援するための指導

糖尿病治療はインスリンの働きを取り戻すことが重要です。食事療法・運動療法・薬物療法はインスリンの働きを取り戻す手段です。これらを上手に組み合わせることで、良好な血糖コントロールが得られます。

「なぜ、この治療が必要か」を理解して、生活の中に治療を取り入れていくことが必要です。糖尿病治療は日常生活の一部として続きます。そのため根気よく持続して取り組むことが大切です。

- 定期健診で自分の病状をチェックする
- 食事は1日3回。栄養バランスを考えて食べ過ぎやまとめ食いは避ける
- 砂糖などの糖分の摂りすぎに注意する
- 楽しんでできる運動を毎日継続する
- ストレスを溜めない
- 主治医の指示を守り、服薬・インスリン注射を継続する
- 治療を生活の一部として、気負わずに根気よく継続する

糖尿病の治療は「食事療法」「運動療法」「薬物療法」です。とくに重要な治療法として食事がありますが、長年の生活習慣を変えて継続していくのは難しいことです。そのため周囲のフォローが不可欠です。医療従事者はもちろんのこと、患者さんの家族や仕事関係、友人など、周囲の人たちと協力し支えていくことが大切です。

新人ナース

索引

● あ行

アキレス腱反射	59
足	12
足関節	13
足のアーチ構造	17
足のケア	67
足のタイプ	75
足の爪	43
足のトラブル	72
足の変形	46
足白癬	114
足指のストレッチ	49
歩き方	78
維持期	83
インスリン	130
インスリン注射	135
インスリン抵抗性	130
うっ滞性皮膚炎	41
運動療法	137
壊死	31
壊死性筋膜炎	30
エジプト型	75
壊疽	42
エンパワーメント	85

● か行

開張足	46
介入	88
外反母趾	47,48
外用薬	114
角化	39
角質除去	105
下肢	15
下肢・上肢血圧比	61
下肢切断	31
下肢動脈超音波	61
画像検査	62
合併疾患	22
間欠性跛行	29,58
関心期	82
関節リウマチ	22
感染対策	94
乾燥	39
陥入爪	43,125
ギリシャ型	75
亀裂	39
靴	75
靴下	74
靴ずれ	42
グラインダー	99
クロウトゥ	33
鶏眼	28,38,118
血糖コントロール	134
血糖値	130
血流障害	21,29,61
ケラチン	11
言語的説得	84
幻肢痛	31
高血糖	131
厚硬爪	43
行動変容	81
コーンカッター	98

● さ行

細小血管症	132
自己効力感	84
自己の成功体験	84
視診	56
趾節骨	12
実行期	83
シャルコー足	42
シューフィッター	86
準備期	83
静脈	16
食事療法	136
触診	57

141

自律神経障害	20
神経障害	20,27,59,77
振動感覚検査	60
真皮	10
水疱	39
スクエア型	75
スクエアカット	67,110
スタンダードプリコーション	94
生理的・情動的状態	84
脊柱管狭窄症	58
セルフケア	64
セルフチェック	64
尖足	50
前足部	14
早期インスリン療法	135
爪甲層状分裂症	44
側臥位	103
足病変	54
足浴	100
足根骨	12
ゾンデ	97

● た行

第1中足趾節関節	14
大血管症	132
代理的経験	84
多発神経障害	20
弾性ストッキングコンダクター	86
暖房器具	69
チーム医療	35
中枢神経障害	20
中足骨	12
爪	11,43,96
爪切り	67,108
爪白癬	44,114
爪やすり	98,112
低温熱傷	68
低血糖症状	139
テーピング法	123
転倒	79
転倒予防	79
糖尿病	18,22,80,130,131
糖尿病型	133

糖尿病神経障害	132
糖尿病腎症	132
糖尿病性水疱	42
糖尿病性足病変	18,20,24,25
糖尿病治療	136
糖尿病治療薬	138
糖尿病網膜症	132
動脈	15,58
動脈疾患	23
動脈触知	58

● な行

内反小趾	48
ニッパー	98
日本糖尿病療養指導士	86
二枚爪	44
熱傷	68
脳血管疾患	23

● は行

ハイヒール	47
白癬菌	40
ハンマートゥ	28,49
皮下組織	10
肥厚爪	45
膝立位	59
皮膚トラブル	65,66
皮膚のしくみ(構造)	10
皮膚のセルフチェック	65
皮膚付属器	11
表皮	10
浮腫	41
フットケア	18,34,97
フットケア外来	31
フットケア指導士	86
閉塞性動脈硬化症	21,58
変化ステージ理論	81
変形性足関節症	51
胼胝	38,116
扁平足	50
蜂窩織炎	30
保湿剤	128

● ま行

巻き爪	43, 120
巻き爪のケア	124
巻き爪の処置	122
末梢血流障害	20
末梢神経障害	20
末梢動脈疾患	23
無関心期	82
免疫力低下	30
モノフィラメント検査	60
問診	54
問診票	55

● や行・ら行

薬物療法	139
やすり	99, 111
疣贅	39
レデューサー	99

● 数字

1FTU	126
1型糖尿病	130
1フィンガーチップユニット	126
2型糖尿病	130
3大合併症	132

● アルファベット

ABI	61
ASO	61
CDEJ	86
CT検査	62
HbA1c	135
LT	86
MRI検査	62
PIP	49
X線検査	62

引用・参考文献

- 『はじめてのフットケア』 中西健史著、メディカ出版、2012年刊
- 『はじめよう！フットケア（第3版）』 西田壽代著、日本看護協会出版会、2013年刊
- 『糖尿病ケア』 メディカ出版、2017年刊
- 『見てできる臨床ケア図鑑 糖尿病看護ビジュアルナーシング』 平野勉監、学研メディカル秀潤社、2015年刊
- 『足病変ケアマニュアル』 上村哲司編、学研メディカル秀潤社、2010年刊

【著者】
中澤 真弥（なかざわ まや）
看護師ライター
1979年生　群馬県在住
看護師兼フリーライターとして活動
医療・看護系を中心に執筆・撮影を行う
整形外科・手術室・夜勤専従・内科を経験
現在は県内にある呼吸器内科に勤務

マイナビ看護師「ナースぷらす」復職支援コラム連載
ナースときどき女子　ライター
スポーツ誌「エールスポーツ群馬」パラアスリート専属ライター
ほか多数記事寄稿

メディア
NHK番組出演
看護師とライターの働き方に注目され、人生100年時代の
ロールモデルとして紹介される。

著書
『看護の現場ですぐに役立つ 口腔ケアのキホン』2017年12月刊
『看護の現場ですぐに役立つ 排泄ケアのキホン』2018年 7月刊
（秀和システム）

【キャラクター】大羽　りゑ
【本文図版】タナカ　ヒデノリ
【協力】メディカルライターズネット

看護の現場ですぐに役立つ
フットケアの基本スキル

| 発行日 | 2019年 2月 1日 | 第1版第1刷 |
| | 2022年 1月25日 | 第1版第2刷 |

著　者　中澤　真弥

発行者　斉藤　和邦
発行所　株式会社　秀和システム
　　　　〒135-0016
　　　　東京都江東区東陽2-4-2 新宮ビル2F
　　　　Tel 03-6264-3105（販売）Fax 03-6264-3094
印刷所　三松堂印刷株式会社　　Printed in Japan
ISBN978-4-7980-5387-5 C3047

定価はカバーに表示してあります。
乱丁本・落丁本はお取りかえいたします。
本書に関するご質問については、ご質問の内容と住所、氏名、
電話番号を明記のうえ、当社編集部宛FAXまたは書面にてお送
りください。お電話によるご質問は受け付けておりませんので
あらかじめご了承ください。